こころのくすり　最新事情

田　島　　治　著

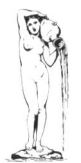

星　和　書　店

Seiwa Shoten Publishers

2-5 Kamiakaido 1-Chome
Suginamiku Tokyo 168-0074, Japan

序

　ミッシャ・マイスキーの奏でるバッハの無伴奏チェロ曲は，何故か気ぜわしく，こころに響かないものであったが，オリジナルのテンポで演奏されたバッハは，無伴奏チェロ曲もマタイ受難曲もゆったりと流れ，自然とこころが和んでくる。一見便利で安楽な生活ができるようになり，寿命が延びたが，本当にそうであろうか。生きられる時間はむしろ短くなっているようにも思える。

　溢れる物と自由，変化の速さに，人がもつ本来のこころのテンポが合わなくなっているのかもしれない。不眠やうつ，検査で異常の出ない心身の不調を訴えて，精神科や心療内科を訪れる人も急増している。感情や衝動が抑えられず，きれてしまう人，ダイエットから拒食，過食の悪循環にはまる人，アルコールやドラッグから抜けられない人，他人とうまく関係が保てない人も増えている。内因性の精神疾患と呼ばれる躁うつ病（双極性障害）や精神分裂病も，ハレもケもない時代を反映してか，祝祭的な派手な病像を呈する方が少なくなっている。長生きのツケか，アルツハイマー型の痴呆も急増している。

　『こころのくすり 最新事情』は，雑誌『こころの看護学』

に連載した，くすりの話をまとめたもので，こころの病の治療に用いる向精神薬について，生物—心理—社会モデルに基づいて，その位置付けを示すとともに，最新の情報を登場の背景や精神医療の事情を絡めて紹介したものである。話題のSSRIやアルツハイマー病治療薬，最新の分裂病や躁うつ病の治療薬，新薬の開発，プラセボ効果，治療に果たすくすりの役割などについて，期待と現実を述べている。こころの医療に関心をもつ，医療と看護や福祉に携わる方だけでなく，病に悩む当事者や家族の方々にも，是非お読みいただきたい。

平成12年2月17日

田 島　治

●目　次●

はじめに

向精神薬による薬物療法の過去と現在 …………………… 1
変わりつつある精神医療と向精神薬　1
近代の精神医療の変遷　2
DSM-Ⅲの登場と新クレペリン主義の台頭　5
こころの薬のトピック　6

不安とうつの治療薬をめぐる最近の話題 ……………… 13
　　－SSRIブームとRIMA－
スマートドラッグにご注意を　14
脳に作用する薬，向精神薬とは　15
不安の治療薬　17
うつ病の治療薬　20
SSRIの登場　22
新しいMAO阻害薬RIMA－社会恐怖症に有効か　24

精神分裂病の薬物療法の最近の進歩 ……………………… 27
　　－クロザピンとそれを追う非定型抗精神病薬－
クロザピンの登場　28
クロザピンの再評価と難治性分裂病に対する有効性　30
非定型抗精神病薬の開発－安全なクロザピンを求めて　32
分裂病の新たな生物学的仮説を求めて
　－NMDA受容体機能低下仮説　34
遺伝子研究の臨床応用－各種受容体遺伝子の多型性と治療反応性　37

v

新薬開発と薬物療法の課題 ·····················39
- 新薬開発への期待と不安 *41*
- 単なる薬から統合的なセラピーに *44*

バイオサイコソーシャルモデルでこころの薬をみる ····49
- EE－家族の感情表出と分裂病の再発予防が教えるもの *50*
- バイオサイコソーシャルモデルで各種の治療アプローチをみる *51*
- バイオサイコソーシャルモデルからみた薬の役割 *58*
- リハビリテーション－復権,最後に残されたもの *61*

抗精神病薬の有効性とその証明 ··················63
－RCTの論理と倫理－
- 薬の効果はどのようにして確かめられたか *64*
- 抗精神病薬の有効性と症状評価尺度 *68*

ルカ効果 ·······························73
－耕されるこころの病のマーケット－
- こころの病のマーケットと消費者のニーズ *74*
- こころの薬は効く－うつ病の場合とコクラン共同計画 *76*
- パニックに効く *78*
- 強迫や衝動性,過食に効く *80*
- 慢性のうつにも効く－気分変調症の場合 *82*

抗うつ薬の時代の薬ののみ合わせとチトクロームP450 ··85
－その1－
- アメリカのSSRIブーム *86*
- 強迫スペクトラム障害とセロトニン *87*
- 薬の相互作用と肝臓のチトクロームP450 *90*

抗うつ薬の時代の薬ののみ合わせとチトクロームP450 ···95
　−その２−
- 心電図のQT延長とtorsades de pointes−死に至る不整脈　*96*
- チトクロームP450−特に3A3/4を介した危険な薬ののみ合わせ　*96*
- 3A3/4酵素の自己誘導により酵素活性が高まる
　−カルバマゼピンの場合　*98*
- 薬歴管理と薬ののみ合わせ　*99*

リチウムの謎 ·······································103
　−躁うつ病の秘密を解く鍵−
- 躁うつ病を生きる　*104*
- リチウム登場の歴史　*107*
- リチウム療法の実際　*110*
- リチウムを追う新しい気分安定薬　*113*

エビデンスを売れ ··································119
　−話題のアルツハイマー病治療薬を探る−
- アルツハイマー病　*120*
- アルツハイマー病の病理とアセチルコリン低下説　*122*
- タクリンの失敗とドネペジルの登場　*124*

プラセボ効果の呪い ·······························133
　−壁にぶつかる新薬開発とアメリカ新薬事情−
- 期待の新薬開発の挫折　*134*
- 今アメリカで話題の薬　*135*
- 競争が激化する精神病の治療薬　*142*

向精神薬による薬物療法の過去と現在

　　　　処方　優しい看護婦さんの微笑み　1日1回
　　　（ローレンス・H・スノウ『今日の精神医学』1972）

　西側世界の盟主としてパックス・アメリカーナを築いた1950年代の豊かなアメリカ——。現在のわれわれは，その延長線上で生きているといわれるが，医療や薬も，その例外ではない。

　薬害エイズ，新薬の臨床試験，いわゆる治験を巡るスキャンダル，厚生官僚の汚職と，薬と医療に対する信頼が大きく揺らいでいるが，その一方で街のおいしいレストランと同じ感覚で医療の情報が氾濫し，多くの人々がより良い医療とサービスの情報を望んでいるのも現実である。

　そこで本章では，変わりつつある精神医療と向精神薬による薬物療法の過去と現在を取り上げ，21世紀を間近に控えて激動しつつある精神医療における薬物療法の役割，その現状と問題点を指摘する。

変わりつつある精神医療と向精神薬

　現在，精神医療の対象は分裂病，躁うつ病，神経症といった古典的な枠組みから，いじめや不登校，摂食障害，人格障害，性の問題，依存，虐待，身体の病気に伴う心理的な問題などメンタルヘルス全

般に及ぼうとしており，医療サービスを利用するユーザー，コンシューマー，精神医療，精神病院から生き残った人という意味でサバイバーといった言葉も珍しくなくなってきている。とはいえ，わが国の精神医療変革の歩みは遅い。先進国の中では突出した長期入院者数を誇る日本の精神医療は，今ようやく大きく変貌を遂げようとしている。なお入院患者35万人近く，外来患者推定百数十万人以上といわれるわが国においても，障害者基本法の成立を契機に，精神保健福祉法の改正と，精神障害に対する医療と福祉の法的基盤整備の大きな一歩が踏み出され，短期入院，外来治療重視，医療中心から"病と障害に苦しむ人"の援助へと，軌道修正されつつある。

しかし，急激な脱施設化には陰の面もある。イギリスでは歴史のある多くの精神病院が閉鎖され，ロンドン近郊では精神科救急に保護された患者の入院先確保に苦労する医師と，入院先のないまま街に戻された患者，立派なグループホームで生活する運のよい患者の姿が伝えられている。わが国でも脱施設化に備えて精神科救急医療のハードとソフトのシステムづくりが急がれているが，そこではトリアージュ（振り分け）の考えと薬物療法の果たす役割が大きい。

精神疾患の軽症化がいわれて久しいが，最近急激に増加しつつある精神科クリニックは，精神医療の構造の変化の大きな担い手になることが予想される。こうした精神医療の変化やクリニックの増加に向精神薬が大きく貢献していることは否定できない。気楽にかかれるクリニックを受診するうつ病や神経症患者はみな，支持的な精神療法と抗うつ薬やベンゾジアゼピン系の抗不安薬や睡眠薬の恩恵に与っている。

近代の精神医療の変遷

そこで，現在の精神医療において薬物療法が果たしている意義を，

向精神薬登場以前の精神医療の歴史をたどりながら,再考してみたい。

その光と影

近代の精神医療は,ピネルに代表されるモラル・トリートメントの提唱者たちによる精神障害者の"病める人"としての認定にはじまるが,その後,精神病者は病院に囲い込まれることとなった。先年亡くなったフランスの哲学者フーコーは大著『狂気の歴史』の中で,中世のハンセン病の激減に伴い空いた施設に,今度は精神病者が入れられることとなったと批判している。

モーズレィ病院の前身であった,ロンドンのベツレム精神病院は,1247年創立と欧州最古を誇っていたが,18世紀には悪名高い精神病院として,休日には裕福なロンドン市民があたかも動物園に行くかのごとく見物に訪れていた。

向精神薬登場以前

木曽の馬篭宿を訪れた方は多いであろう。島崎藤村の自伝的小説『夜明け前』の主人公青山半蔵は,江戸から明治への激動の中で発病し,座敷牢の中で一生を終える。この時代にもしクロルプロマジンやハロペリドールが登場していたならば,彼の運命も大きく変わっていたであろう。

今日の精神科薬物療法は,ワグナー・フォン・ヤウレッヅの梅毒による進行まひに対するマラリアの発熱療法,ハンガリーのメド

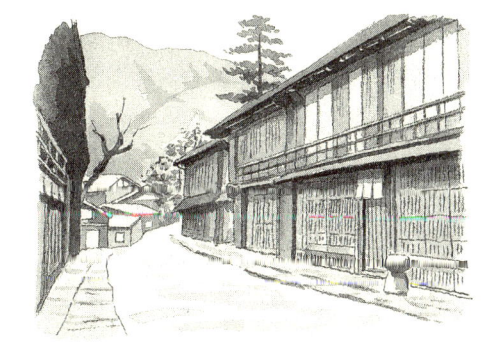

ゥナの精神病に対するカルジアゾールけいれん療法，ウィーンのザーケルのインシュリンショック療法，ミラノのツェルレッティとビニによる電気ショック療法，持続睡眠療法，ポルトガルのエガス・モニスによるロボトミーなどの身体療法の歴史のうえに登場してきたものである。重症のうつ病の治療法として再評価されている電気ショック療法を除けば，こうした治療は過去のものとなったが，マラリア発熱療法の功績でヤウレッグはノーベル賞を受賞し，モニスも戦後ノーベル賞を受賞している。今日のわれわれの目には，何とも無謀な治療にみえるが，メドゥナがカルジアゾールを試みるまでの状況を記したものを読むと，最初の治療を自分の患者に行うまで，医師として想像以上に苦悩しており，また周囲の反対の中，人体実験に踏み切ったことが描かれている。しかも，長年の間入院し，話もできなかった患者が，夢からさめたようにコミュニケーションがとれるようになったときの驚きと喜びも伝えられている。

　戦中戦後のショック療法，ロボトミー全盛の時代を経て，1957年のクロルプロマジンの登場は精神医療を新たな変革へと導いたが，われわれは医療や福祉の名のもとに他者に行うすべての介入や侵襲行為にいつも批判的であらねばならない。管理や指導という名の支配と服従，信頼やラポールという名のもとの依存——，精神医療は本質的にこうした政治的な構造が生じる危険をはらんでいる。イタリアの革命と呼ばれたトリエステのバザーリャによる公立精神病院廃止の試みは成功したとはいえないが，精神病院のシステムに潜むこうした危険性を排除しようとしたからにほかならない。

　次に向精神薬の登場がもたらした新たな変革，DSM-Ⅲ（アメリカ精神医学会編『精神障害の診断と分類の手引』第3版，1980）の登場と新クレペリン主義の台頭について述べたい。

DSM-Ⅲの登場と新クレペリン主義の台頭

故障した脳ー新クレペリン主義

　こころの医療は，生物学的なアプローチを重視する身体派の系譜と，精神病理学，精神分析とそれに続く力動精神医学の流れの心理派の2つの流れの中で大きく揺れ動いている。DSM-Ⅲ登場後，アメリカ精神医学は心理社会モデルの力動精神医学から新クレペリン主義と呼ばれる生物学的立場重視へと変貌した。わが国でも翻訳され話題となった『故障した脳』(1986)の著者アンドリアセン教授は，現在アメリカ精神医学会雑誌の編集長であり，新クレペリン主義のリーダーとなっている。

DSM-Ⅲー企業に優しい診断基準と新薬の開発

　DSM-Ⅲは生物ー心理ー社会モデルによる多軸診断，操作的な診断基準の採用と多次元的なモデルを採用したといわれるが，その実態は心理社会モデルから医学モデルへの回帰であり，各診断基準がみな治療薬開発のターゲットとなる"industry friendly（企業に優しい）"ものとなった。

　こうした変革の中でアメリカでは生物学的な研究にはグラント（研究費）が出るが，社会精神医学的な研究にはグラントが出にくいという状況が起こっていたが，それを象徴するかのように，アメリカ国立精神保健研究所の所長は前任のグッドウィンが退任後，後任候補の急死という不運もあり2年間空席の後，1996年ハーバード大学のハイマンが選ばれた。

　彼はまだ40代前半で，『精神科救急マニュアル』といった著書もある有能な臨床精神科医であるが，遺伝子レベルでの向精神薬の研究グループを率いる分子生物学的研究のホープでもある。現在彼はグラント配分の覇権を獲得して，アメリカにおける精神疾患研究を

遺伝子レベルの研究重視へと導くべく，活動を開始している。

こころの薬のトピック

患者の自己決定権重視の流れは世界的な趨勢で，向精神薬の投与に関してもインフォームドコンセントが必要なことはいうまでもない。効くからのんでもらうといった医療側の一方的な論理はもはや通用しなくなってきている。薬物も，投与し投与される関係から，情報を得て自ら治療サービスを利用するサポートシステムの1つの手段と認識されるようになってきている。詳しくは次章に述べるが，ここでこころの薬のトピックを紹介したい。

向精神薬の有効性とevidence-based medicine（EBM）

従来の経験に基づいた治療法の選択，投薬から，大規模なプラセボを対照とした二重盲検試験（治療を行う医師と患者の双方とも，どれが実薬かプラセボ（外見は実薬と全く同じで，中身は作用のない乳糖などを含む）かわからないようにして行うので，このように呼ばれる）による効果の科学的な実証とそれに基づいた治療すなわち，evidence-based medicineが急速に医療の趨勢となってきている。これは薬物療法に限らず精神療法や認知行動療法などすべての治療法が対象となっている。また既存の精神科治療がコストに見合うものであるかも，膨大な医療費に悩む現在，重大な問題となり，それを証明するために種々の分析が行われている。

向精神薬による薬物療法に関しても，現在の向精神薬の有効性が身体疾患の治療に劣らないものであることが示されている。例えば6カ月程度の期間で比較すると，既存の向精神薬で改善する患者のパーセントは分裂病（ハロペリドールなどの抗精神病薬）や強迫性障害（クロミプラミンや選択的セロトニン再取り込み阻害薬SSRI

など抗うつ薬として開発された薬物のうちセロトニン取り込み阻害作用の強い薬物が有効),大うつ病(三環系抗うつ薬やSSRIなどの新しい抗うつ薬)では約60％,双極性障害(リチウム,カルバマゼピン,バルプロ酸などの気分安定薬)とパニック障害(高力価ベンゾジアゼピンのアルプラゾラムのほか,イミプラミンやクロミプラミンなどの三環系抗うつ薬とパロキセチンなどのSSRI)では約80％にも達するのに対し,血管形成術やアテローム除去術といったアメリカでポピュラーな心疾患の外科的治療の有効率は40〜50％である。

さらに短期的な治療だけでなく長期の再発を減らす治療方法としても向精神薬が有用なことが実証されつつある。分裂病,双極性障害,大うつ病に対する長期的な薬物投与による再発予防効果は,プラセボにより再発予防された患者が20〜30％程度でしかないのに対して,実薬が投与された群では70〜80％にもなることが報告されている。最近では特にうつ病の抗うつ薬による再発予防療法が注目されている。

こうしたことから当然新しい薬物の開発においては,より副作用が少なく安全性の高い薬物,既存の薬物が効かない難治例に有効な薬物,より選択的な薬理作用を有する薬物,効果発現が速く依存性のない薬物がターゲットとなった。

クロザピンの再登場と非定型抗精神病薬の開発

クロルプロマジンの登場後,ベルギーのヤンセンが開発し1964年にわが国に登場したブチロフェノン系の抗精神病薬ハロペリドールは,幻覚や妄想に対する優れた効果とともに鎮静作用にも優れ,錐体外路性の副作用が生じやすい欠点はあるが,いまや標準的な薬物となり,幅広く用いられている。その一方で,抗精神病薬による悪性症候群,長期投与に伴う遅発性ジスキネジア,水中毒,巨大結

腸症などさまざな問題が生じている。

　また既存の薬物の無効な難治例に対する有効な薬物が話題となった。錐体外路性の副作用が少なく，かつ難治例に有効な非定型的な抗精神病薬としてクロザピンが再評価され，すでに欧米では広く用いられている。クロザピン自体はかなり以前に開発された薬物であるが，致死的な顆粒球減少症が生じ，わが国では治験が中止された経緯がある。わが国でも治験が再開されたが，難治例に限られ，かつ週1回の白血球数の測定が必要である。

　錐体外路症状が出にくく，かつ意欲自発性低下などの陰性症状にも有効な薬物として，ドパミン2受容体とセロトニン2受容体の拮抗作用を有して，セロトニン・ドパミン・アンタゴニスト（SDA）と呼ばれる一群の抗精神病薬が開発され，わが国でも1996年その先陣を切ってリスペリドン（商品名：リスパダール）が使用できるようになった。そのほかにも欧米では，クロザピンに似た薬理作用と効果を有していて，しかも顆粒球減少症の危険のないオランザピンが最近認可され，わが国でも臨床試験が終了している。

抗不安薬と抗うつ薬

　わが国ではトリアゾラムによる健忘や乱用が話題になったが，ベンゾジアゼピン系の抗不安薬や睡眠薬の投与，特に長期投与に対する抵抗は比較的少ない。常用量での依存が問題となった欧米，特にイギリスなどでは種々の裁判が起こるほど抵抗が強い。ベンゾジアゼピンは効果発現の速さ，安全性などすぐれた薬物ではある。こうした点から依存性や副作用の少ないことを期待したベンゾジアゼピン受容体の部分アゴニスト（刺激薬）が開発されているが，治験は進まない。ベンゾジアゼピン以外の抗不安薬として，欧米では，セロトニンの1A受容体の部分アゴニストであるブスピロンがある。わが国でも同様の薬理作用を有するタンドスピロン（商品名：セディ

ール)が認可発売されている。抗不安薬としての切れ味は弱く，効果が出るまでに1～2週間かかるという欠点はある。しかし軽いうつに対する効果が期待され，しかも依存性が全くない。

抗うつ薬の世界では，副作用が多く，自殺目的に大量に服用すると致死的となる三環系抗うつ薬に代わり，こうした副作用や危険のない，選択的にセロトニンの取り込みを阻害する薬物(SSRI)が開発され急激にシェアをのばしている。代表的なSSRIであるフルオキセチンはマスコミで取り上げられたこともあり，ブームといってよいほど使用されている。その商品名プロザックはわが国でも広まり，単にうつに効くだけでなく，暗い性格が明るく前向きになる薬物ということで社会現象にもなっている。これを追っているサートラリン，パロキセチンはわが国でも治験が行われ，フルボキサミン(商品名：デプロメール，ルボックス)が1999年5月より使用されている。このほかSSRIとしてはシタロプラムがあり，北欧でよく用いられている。

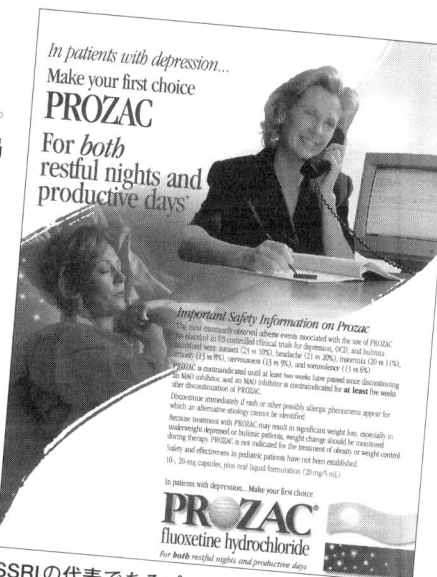

SSRIの代表であるプロザックの広告。「安らかな夜と実りの多い昼間のために」とある。

SSRIの画期的なところは，単にうつ病に有効のみならず，従来精神療法が重視され，補助的にベンゾジアゼピンが投与されていた各種不安障害(神経症)にも有効な点である。例えばパニック障害や強迫性障害に有効なほか，最近急増している摂食障害にも有効性が示されている。

さらに最近では副作用の少ないモノアミン酸化酵素阻害薬 (RIMA)が開発され，例えばモクロベマイドなどはうつ病のみならず従来薬物療法の効果が明らかでなかった社会恐怖症に対する効果が示され注目されている。このように不安とうつの治療薬の境があいまいとなり，抗うつ薬の適応範囲が拡大している。

気分安定薬（ムード・スタビライザー）

躁うつ病，特に躁病の治療と躁うつ病再発の予防薬として従来から用いられているリチウム，元来てんかんの治療薬として開発されたカルバマゼピンのほか，バルプロ酸は，その有効性が証明されて広く用いられるようになってきている。このほかにも抗てんかん作用を有する薬物の中から新たな躁うつ病治療薬が研究されている。また病気の原因や素因を遺伝子レベルで解明しようと，例えばコスタリカなどの躁うつ病の多発家系での研究が行われ注目されている。

抗痴呆薬

アルツハイマー型痴呆の急増に伴い，抗痴呆薬（現時点ではこう呼べる薬物は存在しないが）の開発が盛んである。アルツハイマー患者の脳ではまずアセチルコリンを伝達物質とする神経が壊れるということが明らかにされて以来，アセチルコリンの分解を阻害する多くの薬物が開発され，そのうちのタクリンは，はじめてアメリカで治療薬として認可された。コグネックスという商品名で使用されているが，副作用も多く効果も限られていることから，さほど用いられていない。しかし痴呆は，新薬開発の最も大きなマーケットであるうえ，器質的疾患であるため，遺伝レベルでの研究も急速に進展している。その後登場したドネペジル（商品名：アリセプト）はわが国でも1999年末に認可され，使えるようになっている。

治療指針の策定と難治例に対する新薬の探求

既存の向精神薬，特に抗精神病薬や抗うつ薬，気分安定薬の有効率は60〜70％程度であり，残りの30〜40％は薬物抵抗性，治療抵抗性，難治性などと呼ばれ，新薬開発が期待される。新しい薬物は，クロザピンを除くと，副作用や効果の幅広さなどでは成功しているものの，既存の薬物との有効性には差がない。クロザピンは既存の種々の抗精神病薬が無効の難治例の約30％に有効なことが報告され，その後の再評価，類似薬開発のきっかけとなった。

その一方で，各種の精神疾患に対する治療指針がアメリカ精神医学会により次々と発表され，薬物療法のみならず精神療法，行動療法などの種々の治療法の有効性が科学的かつ客観的に検討され，evidence-basedの医療が推進されている。これまでに成人のうつ病，双極性障害，摂食障害，ニコチン依存などの指針が発刊されている。そのほかにも国際的な専門家グループによる治療指針や，治療法選択の手順を具体的に示すアルゴリズム（元来は数学の問題を解く方法という意味）なども，続々と発表されている。

若者の間にドラッグが流行している。世の中を驚かせたオーム真理教の事件でも多くの向精神薬が悪用され，日々こうした薬を用いる者としてやりきれない思いであった。睡眠薬アモバルビタールや，幻覚剤LSDの密造とその使用，ナルコ電気ショック，それによる拉致監禁，マインドコントロール……。20世紀の道徳，倫理に慣れたわれわれには驚くことばかりであるが，薬物の使用やマインドコントロールは宗教の歴史をみれば決して例外的なことではない。自分たちの信念を正しいと信じ，それに対して抵抗する人を抑制し，それでも不穏な人には睡眠薬を投与し，ときには電気ショックを行う

という彼らの行動は，科学的データと法律のもとに閉鎖病棟で行われていることと，なんと似ていることか。われわれは常に批判的かつ歴史的に物事をみて行動しなければならないということを思い知らされる。

　冒頭の一節は，力動精神医学の栄光に陰りのみえはじめた70年代初頭にペンシルベニア大学の精神科教授であったスノウの著書からの引用である。遺伝子のレベルで薬が研究される今だからこそ，次のような彼の言葉が思い出される。

　「こころの医学，人が一生を費やすのに，こんなにもエキサイティングなものがあろうか」

不安とうつの治療薬をめぐる最近の話題
－SSRIブームとRIMA－

> better than well，患者は余分なエネルギーを獲得して社会的にも魅力あふれるようになった。私はこの効果をこころの美容薬という言葉で記憶した。
> （ピーター・D・クレーマー―"Listening to Prozac"）

　ベストセラー『脳内革命』を意識したタイトルの特集番組「脳内薬品が心を操る」が1996年末NHKで放送され，大きな反響を呼んだ。2,000万人が服用するSSRI，暗い性格が明るくなるSSRIとは何か。健康幻想に取り憑かれエネルギッシュで快活な性格を望む現代人にとって，SSRIは本当に"ハッピードラッグ"（アメリカではプロザックを代表とするSSRIなどがこう呼ばれている）であろうか。"脳内薬品"とはタイムリーな新語を考えたものであるが，このシリーズのテーマである向精神薬のことである。

　不安の時代，うつの時代といわれて久しいが，本章では不安とうつの治療薬を中心に，こころの治療薬（向精神薬）の種類や効果，問題点などを示すとともに，SSRIに代表される不安とうつの新しい治療薬を紹介し，その実態を検証したい。

スマートドラッグにご注意を

「奇妙な症状を訴える患者を診たらスマートドラッグにご注意を」カリフォルニアのサンタモニカの精神科医ベーカーは,「スマートドラッグと栄養素;神経科学の最新の発見を用いて記憶力と知能を高める方法」などと題した怪しげな本が書店の健康コーナーに数多く並んでおり,こうした本を読んだ人がSSRIばかりでなく,抗てんかん薬のフェニトインや脳機能改善薬のヒデルギン,ベータ遮断薬のプロプラノロール,甲状腺ホルモン剤,抗利尿ホルモンであるバゾプレッシン,パーキンソン病治療薬であるl-ドーパなど,医師の処方がなければ入手できないはずの薬を記憶力や知能を改善するためにこっそりと服用している事実に対して,自らの経験を紹介して警告を発している。なんとこうした本には,郵送で希望の薬を処方してくれる医師のリストも付いている。

神なき時代には,健康こそ最も価値があると信じられている。果たしてそうであろうか。不安やうつから逃れ,社交的かつ精力的となり記憶力や知能を高めることが幸せにつながるのであろうか。

とはいえ過度の不安やうつに悩む不安障害（神経症）やうつ病の

人々にとって，各種の抗不安薬や抗うつ薬の開発は大きな福音となった。アメリカでは，暗い性格を変えるために，多くの人々がプロザックを服用している。その一方で，薬に頼ることは性格の弱さの表れであり，長期に服用すると依存症となり記憶力や知能も衰え，取り返しがつかなくなると恐れ，薬物療法の恩恵を十分に受けていない人もまだまだ多い。

脳に作用する薬，向精神薬とは

　主に脳に作用して精神機能や行動に影響を与える薬物のことを向精神薬と呼ぶ（精神科薬などと呼ぶ人もいるが正しくない）。これにはこころの病の治療に用いる精神治療薬だけでなく，コカインや覚醒剤，LSDなどの違法な幻覚惹起薬や麻薬も含まれるが，通常は治療に用いられる薬物についていう。

　人類が最初に発明した向精神薬はアルコールであろう。アルコールを唯一もたなかったのは，極北の地に住み，アルコール発酵に必要な原料と温度を得られなかったイヌイット（エスキモーと以前は呼ばれた）の人たちだけである。アルコールは酩酊感を生じるだけでなく，不安を和らげ睡眠に導く作用がある。ある学者はアルコールを最初の非特異的な抗不安薬と呼ぶ。しかしアルコールは大脳皮質全般の活動を抑えるために，不安を抑えると同時に眠気とふらつき，酩酊を生じ，徐々に耐性が生じて効かなくなる。

　近代の化学工業を発展させた第一次世界大戦前後のドイツにおいて，バルビツール酸誘導体やブロムワレリル尿素などが合成され，睡眠薬としてばかりでなく不安を和らげる薬として戦前はよく用いられた。しかしバルビツール酸誘導体やブロムワレリル尿素はアルコール同様に全般的に脳の働きを抑え，眠気や酩酊感，ふらつき，耐性を生じる。

明治初期に近代精神医学の祖クレペリンのもとに留学し，帰国後東京帝国大学精神医学教室の第三代教授兼東京府てん狂院院長となった呉秀三は，患者は精神病になっただけでも大変なのに鎖に繋がれ二重の不幸を背負っていると訴え，人道的な処遇を進める運動をしたことで有名である。しかし当時の記録をみると，特別の治療法があるわけでもなく，高貴な人が入院すると何もしないと格好がつかないので胃の薬を処方するように指示したり，興奮の強い患者には臀部に硫黄を注射したことなどのエピソードが伝えられている（硫黄が効くわけでなく，なにしろ注射すると非常に痛いので，それによって多少とも興奮を抑えることを期待したわけである）。

　向精神薬の登場後半世紀が過ぎ，種々の薬物が登場し，その呼び方にも変遷があったが，現在は表1のように，臨床家にわかりやすい，主な効果に基づいた分類と名称が用いられている。

　従来，抗精神病薬はメージャー・トランキライザー（強力精神安定剤），抗不安薬はマイナー・トランキライザー（緩和精神安定剤）とも呼ばれたが，全く作用の異なる薬剤のため，1)や4)の呼称が好

表1　こころの病気の治療に用いる薬の効果による分類

	効　　果
1)　抗精神病薬	分裂病ばかりでなく，躁病，中毒および器質性精神病などの幻覚妄想，興奮に有効。
2)　抗うつ病	一部の薬剤はうつ病だけでなくパニック障害，強迫性障害などにも有効。
3)　抗躁薬・気分安定薬	リチウムとカルバマゼピン，バルプロ酸。躁病の治療と予防に有効。
4)　抗不安薬・睡眠薬	神経症レベルの不安のほか種々の不眠に有効。
5)　抗パーキンソン薬	薬剤性の錐体外路性副作用の治療薬として。
6)　抗てんかん薬	てんかんのほか，特に躁うつ病の治療薬として。
7)　抗酒薬	アルコールの分解を阻害するシアナミドとジスルフィラム，断酒の補助として。

ましい。抗精神病薬は神経遮断薬, ニューロレプチカとも呼ばれる。

　特異的な抗躁薬としては, リチウムのほかに, 抗てんかん薬であるカルバマゼピン(商品名：テグレトール)も正式に承認されている。再発予防作用も有することを重視して, 最近では「ムードスタビライザー」「気分安定薬」と呼ばれることも多い。アメリカでは同じく抗てんかん薬であるバルプロ酸も正式にFDA(アメリカ食品医薬品局)により躁病治療薬として認可されている (再発予防効果についてはデータが不十分で, とりあえず急性期の治療薬として認可された)。バルプロ酸はわが国では躁うつ病の治療薬としての適応は得られていないが, 特に躁とうつの再発の頻度の高いラピッドサイクラーの治療薬として, 単独ないしはリチウムやカルバマゼピンとの併用で用いられている。

不安の治療薬

　従来「神経症」と呼ばれた病態が, DSM-Ⅲの登場により「不安障害」と名前を変えるとともに, はじめて実証的な臨床研究の対象となり, 社会心理的な要因ばかりでなく生物学的な基盤にも目が向けられ, 薬物療法の役割が正当に評価されるようになった。

抗不安薬—ベンゾジアゼピン誘導体

　神経症レベルまでの不安 (過度の持続する不安) に効果を示す薬物としては, 古くからアルコール, バルビツール酸誘導体が知られ, その後メプロバメートが登場したが, より依存性が少なく安全性の高い特異的な抗不安薬としてベンゾジアゼピン系の薬物が開発され, 現在ではこれが主に用いられている。ベンゾジアゼピンは,

1) 抗不安作用
2) 催眠作用

表2 作用時間による抗不安薬，睡眠導入剤の分類

	分類	半減期	商品名
抗不安薬	短時間作用型	6時間以内	デパス，リーゼ
	中間型	12〜24時間	ワイパックス，ソラナックス
	長時間作用型	24時間以上	バランス，セルシン
	超長時間作用型	80時間以上	メイラックス
睡眠導入剤	超短期型	6時間以内	ハルシオン
	短期型	12時間以内	レンドルミン，リスミー
	中期型	24時間前後	サイレース，ユーロジン
	長期型	30時間以上	ダルメート，ソメリン

3) 筋弛緩作用
4) 抗けいれん作用

を有し，これらのいずれかの作用を強めた薬剤が，抗不安薬，睡眠導入剤，抗けいれん薬として用いられている。

1960年代に最初に登場した薬剤はクロールジアゼポキサイド（商品名：バランス，コントロール）で，その後ジアゼパム（商品名：ホリゾン，セルシン）が登場し，これが標準的な薬剤となった。十数種類のベンゾジアゼピンが日本では用いられている。

抗不安薬，睡眠導入剤は作用時間により，表2のように分けられる。

超短時間作用型の睡眠導入剤は就床のかなり前に服用するとその間の健忘を生じやすく，1回に大量を乱用すると幻覚や錯乱を生じるため，大きな社会問題となった。

ベンゾジアゼピンは脳内で神経の抑制作用を有するガンマ-アミノ酪酸（略してGABA）という神経伝達物質の受容体の一部に結合し，その働きを強めることにより効果を発揮すると考えられている。

ベンゾジアゼピン系抗不安薬の常用量での依存性の問題

わが国ではあまり問題となっていないが、ベンゾジアゼピン系の薬物は常用量であっても数カ月以上連用すると軽い身体依存が生じる（「常用量依存」といい、短い報告では3カ月から8カ月、1年以上で高頻度に）。半減期の短いベンゾジアゼピン系の抗不安薬、睡眠薬ほど生じやすいといわれ、数カ月以上連用していて急に服用を中止したり減量すると、中枢を抑制していた薬物が急に消失するため、反動で脳の興奮状態が生じて症状が出る。

ベンゾジアゼピン系の抗不安薬の離脱症状は、頭痛や不眠、不安など、もともとの症状と同じため、症状の再燃と誤解され、さらに長期の漫然服用につながりやすい。中止後2〜3日がピークで、7日から10日前後で消失する。

ベンゾジアゼピン系薬物の法規制

向精神薬の中で、ベンゾジアゼピン系の抗不安薬、睡眠薬やバルビツール酸誘導体系の睡眠薬は依存を生じるため法規制があり（「麻薬及び向精神薬取締法」）、みだりに譲渡したり営利目的で所有し譲渡すると、3年以下の懲役、5年以下の懲役および100万円以下の罰金という厳しい罰則がもうけられているが、意外に知られていない。

新しいセロトニン作動性抗不安薬

ベンゾジアゼピンの常用量での依存が大きな問題となった欧米では、効果の発現が遅く、やや切れ味が悪いが、脳のセロトニンの1Aという受容体を刺激するブスピロン（商品名：ブスパー）が依存性のない新しい抗不安薬として広く用いられている。新薬の臨床試験が問題になっているが、日本で行われたブスピロンの治験では、効果の面でプラセボとの間に効果に差が出ず、導入されなかった。

類似の薬理作用を示すタンドスピロン（商品名：セディール）が日本でも登場し、用いられるようになっている。

うつ病の治療薬

不安の時代、うつの時代といわれるが、特にうつ病の増加は多くの研究で指摘されている。精神疾患の疫学的な研究で世界的に有名なミルナ・ワイスマン女史は、1997年の日本社会精神医学会において招待講演をしたが、うつ病の増加には国によって違いがあることを指摘している。日本においては大規模な疫学的な研究は行われていないが、うつ病が増加していることに関しては多くの専門家の意見が一致している。うつ病治療の中心となるのは抗うつ薬による薬物療法であり、精神疾患の中ではもっとも早くバイオサイコソーシャルなアプローチが受け入れられている。

抗うつ薬には現在、表3のようなものがある。

このほか鎮静作用に優れ抗コリン作用や毒性の少ないトラゾドン（商品名：デジレル、レスリン）といった抗うつ薬も登場している。

抗うつ薬は、軽症から中等症までのうつ病に、投与後2～3週間から効果が出はじめ、うつ病に伴う気分や意欲の低下、不眠や食欲低下など種々の身体症状に徐々に効果を発揮する。口の渇きや便秘、目のかすみ、老人では排尿困難や尿閉といった抗コリン性の副作用が投与初期から出やすい。抗コリン性の副作用には次第に慣れが生じるが、高齢のうつ病患者の場合、尿閉や眼圧亢進による緑内障発作の出現には十分な注意が必要である。

既存の抗うつ薬には有効性に違いはなく、十分な効果が出るまでには平均4～6週間かかり、効果発現が遅いのが特徴である。うつ病自体は、6～12カ月で自然に回復に向かうが、抗うつ薬はこれを短縮する。躁うつ病（双極性障害）患者のうつ状態では、抗うつ薬

表3 抗うつ薬の種類

三環系抗うつ薬	イミプラミン(商品名:トフラニールなど),アミトリプチリン(商品名:トリプタノール)
モノアミン酸化酵素(MAO)阻害薬	日本ではサフラジンが残っていたが,ほとんど用いられず製造中止されている。現在新しいタイプのMAO阻害薬が登場し,日本でも臨床試験が行われている。
四環系抗うつ薬	抗コリン性の副作用がやや少ないマプロチリン(商品名:ルジオミール),ミアンセリン(商品名:テトラミド)
選択的セロトニン再取り込み阻害薬(SSRI)	抗コリン作用がなく,安全性が高く,欧米では最もよく用いられている。日本でもフルボキサミン(商品名:デプロメール,ルボックス)が登場している。

により躁転することがあり,慎重に投与する。短期的にみて60〜75％の患者に有効といわれ,いろいろ試みても1年以上,うつが改善しない例が10〜15％程度あるといわれる。抗うつ薬の効かない妄想や昏迷を伴う重症のうつ病には,無けいれんの電気ショック療法の有効性が高く,再評価されている。

三環系抗うつ薬は治療量(1日30〜250mg程度まで)と中毒量の差が小さく,大量に服薬すると命にかかわる。イミプラミン換算で,1.5g以上を一度に服用すると(1日150mg,10日分に当たる),昏睡,けいれん,不整脈などを生じ,2g以上で致死的となる。心毒性による不整脈による死亡例は欧米では非常に多いが,幸い日本では少ない(みな自殺目的の大量服薬である)。こうした三環系抗うつ薬による中毒死の多いことが,安全性の高い抗うつ薬であるSSRI開発の大きな原動力となった。

抗うつ薬は回復後少なくとも数カ月は投与を継続し，その後漸減終了する。うつの再発の多い例（単極型のうつ病）では，イミプラミンで1日当たり150mgといった比較的多い量の継続投与が再発予防に有効という報告がアメリカで出され注目されているが，日本では十分なデータがない。

　作用の異なる抗うつ薬を3種類，十分量，6週間以上試みても効果がない例は，薬剤抵抗例と考えられる。リチウムの併用や甲状腺ホルモンの併用が効果的なことがあり，特にリチウムの併用が注目されているが，有効性の高い薬物の開発が待たれる。

SSRIの登場

不安とうつの治療の新時代か

　既存の抗うつ薬は脳におけるセロトニンやノルアドレナリンといった神経伝達物質の取り込みや分解を阻害したり，遊離を促進して効果を発揮するといわれる。特にセロトニンの取り込み阻害作用の強い抗うつ薬であるクロミプラミンや，セロトニンを選択的に取り込み阻害する抗うつ薬（略してSSRIという）は，うつ病だけでなく強迫性障害やパニック障害，摂食障害などにもかなり有効なことが示され，うつ病には抗うつ薬，不安障害には抗不安薬といった枠組みが崩れ，不安とうつの臨床は大きく変わりつつある。SSRIとしては，日本でもフルボキサ

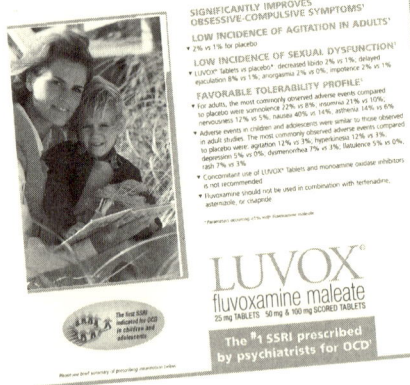

ルボックスの広告。

ミン(商品名:デプロメール,ルボックス)がすでに登場し,パロキセチンの臨床試験が行われて,サートラリンはすでに申請中で,近いうちに登場するものと思われる。SSRIは抗コリン作用がほとんどなく,長期に服用しても肥満をきたさず,大量に服用しても安全である。

SSRIブーム

それではSSRIは,一部のマスコミが報道するようにうつ病の画期的な特効薬なのであろうか。欧米ではうつ病患者の多くはプライマリーケアで治療され,そのため副作用が少なく投与量の調整がいらず服薬回数の少ない安全な抗うつ薬の開発が望まれていた。うつ病の増加は抗うつ薬の市場を拡大し,製薬メーカーはSSRIの開発を急いだ。アメリカで最初に登場したSSRIであるフルオキセチン(商品名:プロザック)は,1990年,『ニューズウィーク』3月26日号の表紙に取り上げられ,一挙に爆発的なブームとなった。プロザックの売上げは膨大なものとなったが,プロザックを開発したイーライリリー社は,欧米に比べ抗うつ薬の市場が1桁小さい日本への導入を見送り後悔することとなった。こうしたSSRIブームに対する反動として,SSRIにより逆に自殺が増えるということを指摘され一時大きな論争となったが,結局自殺のリスクを減少させるという結論となった。

SSRI自体は決してうつ病の特効薬というわけではなく,従来の抗うつ薬同様に効果の現れるまでに1〜2週間かかる。初期に不安や不眠,吐き気や下痢などの副作用を生じるとともに,男女ともにかなりの頻度で性機能の障害(射精の遅延や快感の喪失)を生じることが知られている。また多くの試験で従来の抗うつ薬と効果が同等といわれるが,入院を要する症状の重いうつ病の治療に関しては三環系抗うつ薬よりも効果が劣り,比較的軽症のうつ病の治療薬と

して有用な薬物という専門家もある。もちろんSSRIは，不安とうつの混じった軽いうつの増加している今日，有用な薬物であることに違いはない。

ベンゾジアゼピン系抗不安薬に対する抵抗の強い欧米では，SSRIの不安障害に対する有効性が注目され，うつ病のみならずパニック障害（アメリカでは，FDAがパロキセチンをパニックの治療薬として認可），強迫性障害，摂食障害（特に過食）などに対する有効性が注目され，SSRIが有効な疾患は共通して中枢セロトニン神経系の機能異常が基盤にあり，精神病理の基盤には強迫があるのではないかという学説（「強迫スペクトラム障害OCD」と呼ばれる）も出されている。

新しいMAO阻害薬RIMA－社会恐怖症に有効か

MAO阻害薬は過眠や過食を示す非定型うつ病に有効といわれたが，チーズ効果と呼ばれる発作性高血圧を示す副作用を予防するため食事制限が必要なこともあり，欧米でもあまり用いられていなかった。しかし脳に多いモノアミン酸化酵素タイプAを可逆的に阻害する薬物が開発され（RIMAと略され，食事制限も必要でなく安全性も高い），新たな市場が求められることとなった。トロキサトン，ブロファロミン，モクロベマイドなどのうちモクロベマイドは日本でも治験が行われている。

うつ病に対する有効性ばかりでなく，これまで薬物療法の効果が期待できなかった対人恐怖症（現在の診断基準では「社会恐怖症」という）の治療薬として狙いが絞られ，次々とその有効性が発表されている。社会恐怖症にRIMAが有用であれば，人知れず悩む多くの患者に有効であるが，薬が登場することにより市場も開発されるというのも真実である。

SSRIの登場が不安とうつの薬物療法をプライマリーケアでも容易に行えるものとしたのは事実であり，わが国でも一日も早く利用できるようになることが望まれ，すでにそのひとつであるフルボキサミンが登場している。しかしこうしたブームの背景には製薬メーカーの世界戦略が潜んでおり，これまで日の目を見なかった精神疾患の治療薬が有望な市場となって，大きな売上げにつながっていることも事実である。

精神分裂病の薬物療法の最近の進歩
－クロザピンとそれを追う非定型抗精神病薬－

> 私は確かに街を見ているのだし、道路、ビル、人々の足、それらをちゃんと見ているのだ。人間の口がなにか喋っている。めくばせしている。叫んでいる。理解しあっている。協調している。反発している。すべて見えるのだ。見えすぎるほど見えるのだ。
>
> （阿波根宏夫『涙・街』構想社，1979）

　これは，精神科医であり，その文才を『死霊』の著者埴谷雄高に絶賛されながら若くして亡くなった阿波根宏夫氏が，発病のときの体験をありありと描いたものである。埴谷氏は述べている。「精神科医が精神病院に入るという一種逆説的な事態が彼に起こる前後から（中略）そのキリストは小柄な彼の頬に接して，すぐ横の宙につねにいるキリストで，絶えず彼に話しかけているとのことであった」。

　青春の輝く時期に，明らかな脳の異常もないのに幻覚や妄想が出現し，生き生きとした感情や意欲が奪われる精神分裂病に悩む多くの当事者とその家族にとって，その原因の解明と治療薬の開発は急務である。

　最初の抗精神病薬であるクロルプロマジンの登場後，半世紀が経ち，精神分裂病をはじめとする精神病の薬物療法は新時代に入ろうとしている。わが国でも1996年，従来の抗精神病薬と異なりパーキンソン症状など錐体外路性の

副作用が少なく,感情の平板化や意欲自発性の低下などの陰性症状にも有効なことが期待される非定型抗精神病薬と呼ばれる新しい薬物の先陣を切ってリスペリドン(商品名:リスパダール)が認可された。非定型抗精神病薬とともにセロトニン・ドパミン拮抗薬(SDAと呼ばれ,脳のセロトニンの受容体の拮抗作用がパーキンソン症状を出にくくし,賦活作用をもたらすと推定されている)という言葉もポピュラーになりつつある。

そこで本章では,話題のクロザピンを代表とする非定型抗精神病薬の開発と,脳の画像化や遺伝子を用いた研究の進歩を応用した精神分裂病の生物学的な研究の進歩を紹介し,今後の方向性を探りたい。

クロザピンの登場

当事者の声「クロザピンを使いたい」

「クロザピンを使いたいが週1回の白血球数測定の費用が払えない,なんとかするべきだ」数年前,アメリカの家族が口々に訴えるようすが放映された。こうした海外でのクロザピンの有効性の情報が伝わり,わが国でも全家連(「全国精神障害者家族会連合会」)の会誌の投稿欄に,早く日本でもクロザピンが使えるようにしてほしいという家族の声が取り上げられ,期待が高まっている。

日本では,欧米の十数年前の古い装備で精神疾患と戦っている。欧米で主流となりつつある新しい抗精神病薬や抗うつ薬,抗不安薬が全く利用できない。これは日本の新薬の開発承認システム,すなわち治験システムに問題があるからである。薬物療法の進歩の恩恵に与れない日本の当事者の不幸を憂える提言が,『ネーチャー』と並ぶ科学雑誌『サイエンス』に掲載されたのは1995年の暮れのこ

とである。

ベルギーのヤンセン社が開発し,わが国では1964年に登場した最初のブチロフェノン系の抗精神病薬ハロペリドールは,その強力なドパミンD2受容体阻害作用により優れた抗幻覚妄想作用を発揮し,たちまち抗精神病薬の中心的な薬物となった。

こうしたドパミンの2受容体の阻害薬の有効性は,分裂病の脳のドパミン機能の亢進説,特にドパミン2受容体の感受性亢進説の有力な基盤となり,その後の抗精神病薬開発の方向性を決めた(脳のドパミンの受容体の中で,特に2型の受容体が幻覚や妄想をとるのに関与していると推定されている)。80年代には,カナダのシーマンらによる,分裂病患者の死後脳でのドパミンの2受容体の数の増加という研究結果と相まって,ドパミン2受容体にのみ関心が集まることとなった。

その一方でドパミン2受容体阻害薬に反応しない多くの患者が問題となり,陽性症状,陰性症状の区別やクローのI型分裂病(幻覚妄想を主とする分裂病のタイプで,既存の抗精神病薬が効く),II型分裂病(感情の平板化や意欲自発性の低下を主とする分裂病のタイプで,既存の抗精神病薬が効かず,脳の器質的な変化が推定されるという)の分類などが薬物療法に対する反応性との関連で注目され,致死的な副作用で使用ができなくなっていたクロザピンに対する期待が次第に高まっていった。

クロザピンとは

クロザピン自体は新しい薬物ではなく,すでに1959年に合成され,70年代に登場したロキサピンという薬物の誘導体である。クロザピンは現在標準的な精神病の治療薬となっているハロペリドールとは異なり,多くの受容体に対して作用する薬物である。

クロザピンは登場後すぐにそのユニークな作用が明らかとなっ

た。すなわちこれまでの抗精神病薬につきもののパーキンソン症状やアカシジアなどの急性の錐体外路症状を惹起せず、しかも感情の平板化や意欲自発性の低下などの陰性症状に対する効果が優れていたからである。

しかし、まもなくクロザピンが原因の白血球数の異常な低下すなわち無顆粒球症による死亡例が次々と報告され波紋を呼んだ。わが国でもクロザピンの臨床試験が開始されていたが、同じく無顆粒球症による死亡例が出て臨床試験は中止された。欧米でも1975年にはクロザピンの一般的な使用はできなくなったが、クロザピンの投与ではじめて改善し、ほかの抗精神病薬に代えにくい多くの患者に特例でクロザピンの継続使用が認められ、その後のクロザピンの再評価と厳重な管理下での使用の途を開くこととなった。

クロザピンの再評価と難治性分裂病に対する有効性

従来の抗精神病薬の限界

ハロペリドールを代表とする定型的な抗精神病薬は、脳のドパミンの2受容体阻害作用を主な作用としており、ニューロレプチカ神経遮断薬とも呼ばれる。ハロペリドールなどの定型抗精神病薬は幻覚妄想などの陽性症状に対する効果に優れているものの、パーキンソン症状、アカシジア、急性ジストニア、遅発性ジスキネジアなどの錐体外路性の副作用や、脳下垂体のドパミンの受容体を遮断することによる血中のプロラクチン上昇とそれに基づく月経異常や乳汁漏などの副作用が出やすく、しかもこうした定型的な抗精神病薬を数種類用いても反応しない患者がかなりいることが問題であった。

その一方で、薬物療法の導入により脱施設化とリハビリテーションのうねりが高まり、幻覚妄想などの陽性症状ばかりでなく、感情や意欲自発性の低下などの陰性症状にも有効な薬物が求められるこ

ととなった。実際には、クロルプロマジンやハロペリドールも陰性症状に対してそれなりの効果を示すことを忘れてはいけないが、限界があるのも確かであるし、長期入院による施設症候群に対しては心理社会的なアプローチが必須である。

難治性分裂病に対するクロザピンの効果の報告

そうした中で、1988年にケーンらが発表した難治性分裂病に対するクロザピンの有効性の研究は世界の注目を集め、その後の非定型抗精神病薬開発に大きなはずみをつけることとなった（分裂病自体が難治性の疾患であることはいうまでもないが、現実には6割以上の患者は現在の薬で、ある程度症状のコントロールができる）。

ケーンは3種類以上の定型的な抗精神病薬を十分量用いたにもかかわらず改善がみられない分裂病患者を治療抵抗性患者と定義し、クロルプロマジンとクロザピンの効果を二重盲検試験で比較した。その結果は画期的で、クロザピンは難治性患者の約30％に効果が認められたのである。これに対して、クロルプロマジンで改善が認められたのは4％であった。この場合の改善というのは、BPRS（簡易精神症状評価尺度）という最も一般的な精神症状の評価尺度で20％以上の得点の減少がみられた場合であり、わずかといえばわずかだが大きな一歩となった。

この研究により、クロザピン（商品名：クロザリル）は厳重な管理下で難治性分裂病の治療薬としてFDA（アメリカ食品医薬品局）の認可を得ることとなった。その後、ヨーロッパでも試験が行われクロザピンの使用が再開されたが、これには80年代半ばに開発された厳重なクロザピン使用のモニタリングシステムが貢献した。

なおクロザピンによる無顆粒球症は投与された患者の約1％に発症しており、20～30歳代の若い患者に比べ50～60歳代の患者では15倍も多く発症し、女性が男性の2倍と多く、しかもそのほとんど

が投与開始後5カ月以内であることが示されている(このうち死亡例は0.03%で、約3,000人に1人弱である)。

非定型抗精神病薬の開発-安全なクロザピンを求めて

脳の機能の画像化と抗精神病薬の作用-PETによるドパミン受容体の画像化

ドパミンの2受容体の阻害薬の効果には限界があることが次第に明らかになった。例えばPET(ポジトロン・エミッション・トモグラフィー)により、生きた人の脳内ドパミン2受容体を画像化し、各種抗精神病薬による阻害作用(「受容体占拠率」と呼ばれる)を測定することが可能となった。従来予想されていたよりもはるかに少ない量で、脳の特に基底核のドパミン受容体が十分に阻害されることが多くの研究で示され、これが安易なハロペリドールの大量投与を否定する有力な根拠となるとともに(一時ハロペリドールの大量投与が流行し問題となった)、ドパミンの2受容体以外の受容体が新たな抗精神病薬開発のターゲットとして検討されることになった。

例えばハロペリドールの場合、ドパミン2受容体の占拠率が60〜70%で至適な臨床効果が得られ、その場合のハロペリドールの血中濃度は1〜2ng/mlと非常に低いことが示されている(臨床場面では10ng/ml前後の濃度)。このようにPETのデータからはハロペリドール1日2〜3mgという少量で脳内ドパミン2受容体が十分阻害されることが示されており、ドパミン2受容体の阻害薬の抗精神病薬としての有効性の限界を示すものと考えられている。

セロトニン受容体/ドパミン受容体拮抗薬(SDA)の開発

クロザピンは、脳のドパミンの2受容体以外にもドパミンの3受

容体とドパミンの4受容体という,従来注目されていなかった脳のドパミン受容体のサブタイプに対しても,比較的強い阻害作用を有することがPETでも示され,これらのドパミンの受容体のサブタイプと,感情の平板化や意欲自発性の低下といった陰性症状に対する効果との関連が注目された。

その一方でクロザピンは,ドパミンの受容体以外にも多様な受容体に阻害作用を示し,特にセロトニンの2 (5-HT2) 受容体に対する阻害作用がドパミンの2受容体阻害作用に比較して強力であることがPETを用いた研究からも明らかとなった。脳のセロトニンの受容体には多くのサブタイプがあり,その生理的機能にまだまだ不明な点が多いが,セロトニンの2受容体の阻害は陰性症状に対する効果と,錐体外路性の副作用の出現を抑えるものと期待された。その後の研究で,セロトニンの2受容体の阻害により錐体外路系におけるドパミンの遊離が促進され,これがパーキンソン症状などの副作用の軽減に関与していることが示されている。

こうした研究から,多くの製薬メーカーにより,セロトニンの2受容体阻害作用がドパミンの2受容体の阻害作用よりも強い薬物を合成し,その頭文字をとってセロトニン・ドパミン拮抗薬と呼ばれる一群の抗精神病薬開発の競争が始まった。ハロペリドールを開発したヤンセン社はその威信をかけて新たな抗精神病薬の開発に乗り出し,その先陣を切ってリスペリドンを登場させた。リスペリドンは欧米,特にアメリカでは驚異的な売上げを獲得し,日本でもシェアの拡大が求められているが,リスペリドンの有用性に関しての評価はこれからである。

そのあとを追ってすでに国産のセロトニン・ドパミン拮抗薬（住友製薬が開発）が認可を待ち,オランザピン（クロザピン類似の作用を有し,しかも致死的な顆粒球減少症や無顆粒球症のおそれのない新しい抗精神病薬として期待されている）,クエチアピン,ジプ

ラシドン, AD-5423などの多くの薬物が臨床試験の途中ないし申請中である。この中でもOPC-14597はわが国で開発されたユニークな抗精神病薬で, ドパミンの2受容体阻害作用とともに, ドパミンの神経終末からの遊離を調節する自己受容体に対する作用を示す薬物である。クロザピン自体も綿密な市場調査ののち, サンド社(現ノバルティスファーマ社)において臨床試験が慎重に再開された。

非定型抗精神病薬という名称の定義は厳密でなく, クロザピン以外はそうでないという研究者もいるが, 現在多くの非定型抗精神病薬が開発競争のしのぎをけずっている。

分裂病の新たな生物学的仮説を求めて
―NMDA受容体機能低下仮説

脳内グルタミン酸とその受容体の役割

昆布のうまみから発明された「味の素」には, 脳の働きを活発にさせるグルタミン酸が多く含まれている。「味の素で頭が良くなる」——こうした宣伝文句に何にでもやたらに味の素をたくさんかけた記憶を中高年以上の方はおもちであろう。その後東南アジアにも進出した「味の素」をはじめとする合成調味料は, これらの国々でも多量に用いられるようになり, 80年代にはチャイニーズレストラン症候群と呼ばれる奇病を引き起こすこととなった。すなわち多量のグルタミン酸ナトリウムを含む料理を食べることによって起こる急性の中毒症状である。

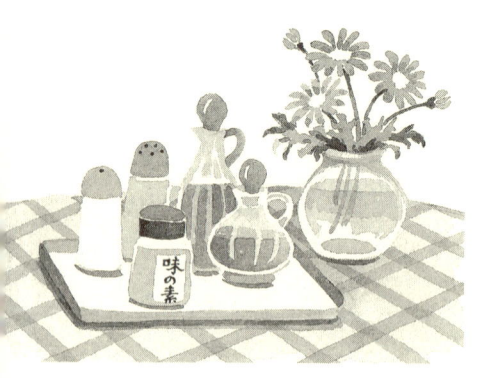

実際, グルタミン酸は神経

細胞同士を結ぶ信号のうち興奮性のプラスの信号を伝える主要な伝達物質となっている（これに対して抑制するマイナスの信号を送る伝達物質の代表がGABAガンマアミノ酪酸である）。こうしたグルタミン酸による興奮性のプラスの伝達を伝える受容体（これを興奮性アミノ酸受容体という）にも比較的速い興奮を伝えるAMPA（α-アミノ-3-ヒドロキシ-5-メチル-4-イソキサゾール-プロピオン酸）という受容体と，持続的な興奮を伝えるNMDA（n-メチル-D-アスパラギン酸）という2つのタイプの受容体がある。この2つの受容体のうち脳の中で神経細胞の間のプラスの信号を伝えるNMDAの受容体の異常が分裂病のドパミン仮説をこえる新たな生化学的な仮説として脚光を浴びることとなった。

　日本では戦後から今日まで覚醒剤（アンフェタミン，メトアンフェタミン）の乱用が問題となり，それによる中毒性精神病は分裂病のモデル，特に陽性症状のモデルとして注目された。メトアンフェタミンは脳内のドパミンをその神経終末から遊離枯渇させる物質であり，これによる幻覚や妄想などの精神病症状にもハロペリドールなどのドパミンの受容体を阻害する薬が有効で，分裂病のドパミン機能亢進説を支持する有力なモデルであったが，感情の平板化や意欲自発性の低下などの陰性症状に関しては新たなモデルが必要であった。

PCP精神病と精神分裂病のNMDA受容体機能低下仮説

　PCP（フェンサイクリジン）はエンジェルダストなどとも呼ばれ，60年代から70年代にかけて主にアメリカで違法なストリートドラッグとして乱用された物質である。PCPも覚醒剤同様に精神病症状を惹起するが，大きな違いは幻覚妄想などの陽性症状ばかりでなく，感情や意欲，自発性の低下といった陰性症状も引き起こす点である。その後の研究によりPCPは強力に脳のNMDAの受容体を阻害する

作用を示すことが明らかとなり，PCP精神病が分裂病の新たなモデルとして脚光を浴びることとなった。わが国でも西川らを中心に活発な研究が行われているが，特にオルニーらワシントン大学精神科の研究グループは，1995年に「グルタミン酸受容体の機能異常と精神分裂病」と題する論文を発表し，分裂病の脳のNMDA受容体機能低下説を唱え注目された。

彼らの仮説では，脳の興奮を抑制するGABAのニューロンに存在するNMDAの受容体の機能低下が発達早期に何らかの原因で生じると，情動に関与する大脳の辺縁系と呼ばれる領域に属する帯状回などの神経細胞に対する抑制作用が低下し，脳の発達過程で過剰な興奮によりこれら辺縁系の神経細胞が変性して壊れてしまい，これが思春期早期における分裂病の発症の基盤となっている，というものである。

分裂病の脳のNMDA受容体の機能低下説では，以下のような点が唱えられている。

1) 発達早期の脳の器質的な変化がその後の発症の基盤にある。
2) 思春期早期まで症状が出ず潜伏期があることや思春期における発症を説明できる。
3) ドパミンの2受容体の異常は一部の症例だけで既存の抗精神病薬の効果が限られる。
4) 神経の変性の進行と慢性の分裂病患者にみられる認知機能の低下を説明できる。

彼らの研究では，動物実験でクロザピンやオランザピンなどの非定型抗精神病薬の投与が，神経の変性の出現を防止することが示され，分裂病の薬物療法に新たな途を開くものと述べられており，今後の研究の進歩が注目されている。

遺伝子研究の臨床応用
―各種受容体遺伝子の多型性と治療反応性

　遺伝子研究の急速な進歩により，抗精神病薬のターゲットとなっている各種受容体の遺伝子の変異と発症の素因，治療反応性，遅発性ジスキネジアの起こりやすさなど，臨床的に重要な問題との関連が研究されるようになっている。末梢血を採血し，リンパ球に含まれるDNAをPCR法などと呼ばれる方法により複製増加させ，その中に含まれるドパミンの受容体をはじめとする各種受容体や脳の情報の伝達に関与する物質や酵素の遺伝子の，アミノ酸の配列を決めるコドンと呼ばれる3つの塩基の配列の違い（変異）を調べるものである。受容体はアミノ酸が多数つながってできるタンパク質によって形成されているが，こうしたアミノ酸の配列を決める遺伝情報は全く同一ではなく，同じ受容体でも人によって微妙にアミノ酸配列に違いがあり，これが発症や治療反応性，副作用の発現に関与しているのではないかと推定され，これらの測定方法の普及に伴い盛んに研究されている。

　最近の研究でクロザピンの有効性と患者のドパミンの4型の受容体のサブタイプの多型性（先に述べた遺伝子の微妙な違い）にはなんら関連が認められず，ドパミンの3の受容体との間には弱い相関が認められた。それに対してセロトニンの2受容体の多型性（遺伝子の変異）とクロザピンの効果には関連が認められ，今後の抗精神病薬開発のターゲットとしてセロトニンの2型の受容体サブタイプが注目されている。

　クロザピンの再評価により分裂病の薬物療法は新たな時代に入

り，リスペリドンが登場し，オランザピンがその後を追っている。オランザピンは国際的な多施設研究でハロペリドールよりも副作用が少なく，わずかではあるが陽性症状，陰性症状に対する効果に優れていることが示され注目されている。現在セロトニン・ドパミン拮抗薬などセロトニンの2型の受容体サブタイプの阻害作用を有する薬物を中心に，セロトニンの3受容体阻害薬，シグマ受容体というオピオイド（麻薬）の受容体の阻害薬，ドパミンの1受容体の阻害薬，ドパミンの自己受容体の刺激薬，ドパミン受容体の部分刺激薬などさまざまな受容体に作用する薬物の効果が検討されている。こうした薬物の新たな抗精神病薬としての可能性が期待されるとともに，その評価も症状レベルにとどまらず，認知機能やQOL（quality of life）の改善など心理社会的なレベルでも検討されるようになってきている。

新薬開発と薬物療法の課題

> 友人「まあ，なんてかわいらしい赤ちゃんですこと」
> 母親「いいえ，たいしたことございませんわ。実物よりも写真のほうを見てくださいな」
> (D・J・ブーアスティン『幻影イメジの時代　マスコミが製造する事実』より)

"癒し"ブームである。ちまたには癒しグッズ，ヒーリンググッズが溢れている。豊かな社会の代償に神を失った現代人にとって，生・老・病・死は神の手から人間の手に委ねられたかにみえる。しかし心地よく甘い言葉にはなにやら，まやかしめいた響きが潜んでいて，18世紀に流行ったメスメリズム（動物磁気を主張した一種の催眠術）を思い起こさせる。アメリカでは，既存の医療で癒されない多くの人々が，民間療法，伝承医療とでもいうべき代替医療やナチュラル・メディスンに救いを求めている。とはいえ，こころの病も科学の対象となり，宇宙の誕生やその生成とともに，脳とこころは人間に残された最後の未開拓地となり，多くの研究費が流れ込み，またその市場も開拓されている。ウォン博士とともに"驚異の脳内薬品（?）"プロザックの生みの親ともいえるフラー博士の訃報が報じられたが，プロザックブームの立役者の一人で精神科医のクレーマー博士のベストセラー"Listening to Prozac"も『驚異の脳内薬品』というタイトルで翻訳される一方，その日

本版を狙った『脳内薬品SSRI』などという本も出版されている。長らくコマーシャリズムから保護されていた日本の医療や薬もいよいよ市場原理の競争に突入しつつあり，精神病院に閉じ込められていたこころの医療もついに市場開放された。

"An Unquiet Mind（揺れ動く心）"——。1995年に出版されたケイ・レッドフィールド・ジャミソン女史の告白本は上梓されるやいなや大きな反響を呼んだ。躁うつ病研究の第一人者で国際的に知られたジャミソン女史はジョンズ・ホプキンス大学の精神科の教授であり，高名な心理学者でもある。自らの躁うつ病治療歴を隠して躁うつ病の研究者，治療者となった彼女は，秘密を公表するまでの不安と惑いを驚くほど率直に語っており，躁うつ病治療薬リチウムとつき合って生きていくための13カ条などとともに，読む者のこころを引きつける。20世紀も残すところわずかとなったが，こころの病はそれに悩む人ばかりでなく，それを取り巻く医療のシステム自体も（当事者ばかりでなく，ここで取り上げた向精神薬や精神医療自体も）なおスティグマ（差別，偏見などの烙印）の対象である。

本章では，多くのスキャンダルのあとで停滞する新薬の開発の問題点と，病に悩む人をサポートする包括的な医療の枠組みの中における向精神薬による薬物療法の位置づけを取り上げたい。なお筆者がここに書いたことを含め，冒頭のブーアスティンの指摘，"事実すなわちイメジ"はつくられるということを思い出していただきたい。

新薬開発への期待と不安

WHYからWHATへ

　精神科領域における薬物療法の成功は，精神医学と精神医療を身体医学の次元に戻す原動力となった。すなわちアメリカにおける力動精神医学の没落と生物学的精神医学（生物学的という形容詞が必要なことが精神医学の多元性を物語っている）の隆盛である。いまや遺伝子のレベルでの研究が日常的となり，精神医学の世界でも遅ればせながら遺伝子研究の時代に入った。世界の注目を集める新進気鋭の米国精神保健研究所所長ハイマンの著書『精神医学の分子生物学』も翻訳されている。

　こうした精神医学の再医学化の中心的な役割を果たしているのがDSM-Ⅲ（アメリカ精神医学会編『精神障害の診断と分類の手引』第3版，1980)とそれに続くDSM-Ⅲ-R(同改訂版，1987)，DSM-Ⅳ(同第4版，1994)の登場である。無意識のこころの動きとそれに潜む"意味"すなわち"WHY"に注目する精神医学から，その意味は問わずにまずどんな症状があるのか，すなわち"WHAT"に注目する精神医学に転換することによって，ようやく精神疾患とその治療法の研究も分析的な自然科学の土俵にあがることとなった。

精神医療の脱スティグマ化と向精神薬の市場拡大一見えざるパワー

　リンネの植物分類の段階であるなどと揶揄もされるが，DSM-Ⅲの登場によって，こころの病気の研究は急速に科学の衣を身につけることとなった。それまで向精神薬の開発は多くの製薬企業にとって魅力のある市場ではなかった。製薬企業にも精神医療に対するスティグマがあったのである。精神医療に対するスティグマは一般の人よりも医療従事者のほうが強いことが指摘されている。偏見の強さには，精神医学のわかりにくさと中途半端な知識が関係している

のであろう。未知と無知，この二つは恐れを生み，差別と偏見のもととなる。いまやポピュラーとなったリエゾン精神医療を実践しようとすると，まず遭遇するのがこの壁である。

こうした製薬企業の脱スティグマ化によって，向精神薬の開発競争は急速に進展し，プロザックの成功がこれを加速した。すなわち脳とこころ，メンタルヘルスは，目前となった21世紀の最大のマーケットとして登場したのである。すでに解説したように，DSM-IIIとプロザックをはじめとするSSRIの成功は，抗不安薬，抗うつ薬，抗精神病薬，抗躁薬(気分安定薬)といった従来の向精神薬の枠組みを大きく変えつつある。SSRIはうつ病ばかりでなく，パニック障害や強迫性障害，摂食障害にも有効なことが示され，すでに欧米では広く使用されている。いや暗い性格でさえも変えると信じられている。

新薬の臨床試験（いわゆる治験）―向精神薬の適応の拡大

つまり従来の枠組みにとらわれる必要はないのである。こころの病のリストつまりこころの薬のマーケットはDSM-IVに登録されている（と考える）のである。どこかのページを開いて，当たりそうなものを選べばよいのである。できれば患者の多いものがいい。少ないものは患者がどの程度開拓できそうかマーケットリサーチする（例えば社会恐怖症，いわゆる対人恐怖症。阪神大震災後突如注目を浴びた心的外傷後ストレス障害も候補の一つであろう）。薬効の説明は後からついてくればよい。

ある学説でその薬の効能が推定されれば，人で臨床試験を行う。基礎的な研究を積み重ねても，脳とこころの関係という大命題が存在する以上，身体の病気のような薬効のメカニズム解明は困難である。疫学的な仮説確認の臨床試験でプラセボと比較し，効果に違いが出ればよい。つまりプラセボを服用した患者群と実薬を服用した

患者群の精神症状の評価尺度の点数の変化（通常は時間とともに自然回復があるのでどちらも減少する）をせいぜい1～3カ月間投与後に比較して、統計学的に有意な差が出ればよい。プラセボ効果は単なる暗示効果ではない。薬に対する不安と期待、それに病気の自然経過、自然回復が加わる。プラセボ効果を差し引いた効果（両群の症状評価尺度の平均点の差）が真の薬効となる。不安やうつの治療薬のプラセボ効果はかなり高いが、向精神薬が有効なことは多くの臨床家の実感でもある。

自由意思のあるボランティア（健康な人に限らず）を対象とした研究は、欧米、特にアメリカでは、種々の事情でわが国での想像以上に容易に行われている。スイスのバーゼルにある世界でもトップクラスの製薬メーカーを訪れたときのこと、動物実験は大変で、抜き打ちの査察があり、そのペナルティもかなりのものであることを教えられた。生きた動物に苦痛を与える動物実験は、動物倫理の立場から最小限とし、まず人での研究からその薬物の治療薬としての可能性を瀬踏みするというのである。

"日本バッシング（叩き）"ならぬ"日本パッシング（とばし）"のご時世とはいえ、アメリカについで世界第2位の医薬品の市場を世界の製薬企業は見過ごすわけにはいかない。背後に控える中国、東南アジアの市場はいまだ欧米なみの新薬の臨床試験を行うだけの土壌が育っていない。医療費の3割が薬剤費で薬好きの国民といわれるが、こと向精神薬に関してはアンビバレント（相反する感情が同居）である。しかし、ほかの国で有効な新薬があれば、わが国でもできるだけ迅速に利用できることが期待される。いまや世界が一つの市場となった今日、人種差があるとはいえ膨大な開発費と十数年以上にも及ぶ開発の時間、臨床試験に費やす労力とリスクを考えれば、できるだけ効率的に新薬の開発を行おうとするのは当然である。現在アメリカ、欧州、日本（すなわち世界の医薬品の三大消費

地)の間で,臨床試験のシステムとデータの共通化をはかる話し合いが進行中である(これをハーモナイゼイションという)。

ナチの人体実験に協力した医師たちへの教訓と反省から生まれたニュルンベルグ綱領とそれに続くヘルシンキ宣言は,今日の人体実験と新薬の臨床実験を行ううえでの倫理的規制の基盤となっている。最近も国際的な議論の中で,わが国における臨床試験実施のガイドライン(good clinical practice, GCPと略される)が改訂され,これまでに紹介した欧米ですでに使用されている新しい向精神薬の導入は,さらに遅れそうである。プロザックブームに踊らされ,なんとか服用したいという患者の声ばかりではなく,副作用が少なく作用の幅の広い薬を早く使用したい臨床家にもフラストレーションが溜まりつつあるのは事実であろう。クロザピンやそのほかの新しい抗精神病薬もしかりである。

単なる薬から統合的なセラピーに

症状の軽減からQOLへ

従来,向精神薬の効果は不安やうつや,強迫や精神病症状などの標的となる症状の評価尺度によって確認されてきたが,最近はこれに認知機能やQOL(quality of life),長期的な治療効果が加わってきている。ここでいう認知とはまさに脳の認知する働きのことで,うつや不安の治療法として話題となる認知療法でいう認知とは,異なる。認知療法でいう認知とは自分や自分を取り巻く世界に対する評価のしかたのことで意識的なものであり,俗にいうプラス思考,マイナス思考といった次元のものである。

心理療法は善で薬物療法は悪か

心理療法(精神科医は精神療法といい,心理学者は心理療法とい

うことが多い。薬物療法の対象とならないこころの問題に対してはカウンセリングということが多いが，区別はあいまいである）の弊害について語られることは少ない。こころの奥を他人がのぞくことは開腹手術のようなものである。十分な経験と知識，それにきちんと手術を終えてお腹を閉じられる当てがなければ，軽々しく開けるべきではないであろう。以前，精神医学の専門雑誌に，ある精神療法の実験のエピソードが紹介されていた。専門のカウンセラーによるカウンセリングと，素人ながらも人生経験を積んだ人によるカウンセリングの効果を比較したものである。その効果に違いはなく，患者からの評価は素人のほうが高かったのである（心理療法の効果の判定は難しいが，最近では薬物療法の場合と同じ方法での研究も行われるようになっている）。

またうつ病やパニック障害などの治療などにおいては，精神療法と薬物療法を併用したほうがおのおの単独よりも効果的であることを示唆する研究がなされている（日常臨床では当然のことながら，あまり体系的意識的でなくこの併用が行われているわけであるが）。いずれにしても冷静かつ批判的に，データに基づいて心理療法や向精神薬の投与が行われるべきであろう。

短期的な治療効果から長期的な治療戦略へ，そして経験的な治療から実証的な治療へ

10年近く前のことであるが，『生物学的精神医学 Biological Psychiatry』という，アメリカにおける生物学的な立場の精神医学の中心となる学会誌の巻頭言に，当時の編集長ワーティスによるリハビリ精神医学の宣言が載っていて，驚くと同時に感心した記憶がある。つまり薬物療法が全盛となったが，治療の目標はQOLであり，治療の開始時からリハビリテーションを視野に入れた治療戦略を立てなければいけないという指摘である。

既存の向精神薬についてはすでに述べたように，抗うつ薬や抗不安薬の場合1カ月から1カ月半，分裂病に対する抗精神病薬の効果判定の場合でもせいぜい3カ月程度の短期の効能で認可されたものである（最近ではもっと長期の試験が行われるようになってきたが）。したがって精神療法との効果的な併用や長期的な治療戦略に関しては，十分なデータがないのが現状である。しかし社会的な存在である人間のこころの病の治療において，症状だけに的を絞った治療では不十分で，まさに生物心理社会的（バイオサイコソーシャル）な枠組みで治療の縦断的な戦略を立てる必要がある。精神分裂病や躁うつ病ばかりでなく，パニック障害や摂食障害など，どれをとってもその人の人生行路に影響し，かつ慢性的な病である。

　向精神薬は，その効果や副作用の発現に個体差が多く，さじ加減が難しい薬の代表であろう。実際，向精神薬のテキストブックやマニュアルを見ても，使い方について書いてある部分はわずかで，その多くが副作用の記載に割かれている。したがって自己流の処方が最も生まれやすい薬でもある。もちろんこうした独自の処方が発見につながることも否定はできない。しかし自己流の多剤併用や大量投与の蔓延は防がねばならない。

　そのため最近では産学協同，さらには当事者団体なども加わって種々の治療指針，ガイドラインが登場している。これは薬物療法ばかりでなく，精神療法や行動療法，リハビリ的なアプローチまで含めて，世界中の文献（といっても英語の文献だけであるが）をその分野の専門家が検討し作成したものである（例えばアメリカ精神医学会により，大人のうつ病の治療指針，双極性障害（躁うつ病）の治療指針，摂食障害の治療指針，ニコチン依存の治療指針などが発表されている）。

　向精神薬の投与法に関しても，こうした包括的かつ縦断的な視点から，薬剤の選択，投与法など専門家の意見を統計学的な手法でま

とめた治療指針が発表されている。例えば1995年には双極性障害の薬物療法に関する専門家コンセンサス指針が，1997年には精神分裂病の薬物療法のコンセンサス指針が公刊されている。これらには多少ともバックアップするメーカーの影響がみられるものの，なるほどと思う内容である。いわずもがなの以心伝心の文化に住む者にとって，まだまだすべてを対象化し分析する西欧の思考に分があるといわざるを得ない。

病気の視点から人の視点へ―当事者が主役の治療へ

ピープルファースト People First 。これは知的な障害のある人たちが，自分たちを障害者としてでなく，まず人として見てほしいということで起こした運動である。こころの病の治療も，健康なこころを脅かす病気のこころの部分に対するコーピングがうまくいかない人を，薬で症状を軽くし，うまく対処できるよう健康なこころの部分をサポートするという図式でとらえられる。

いまや各国の当事者活動の盛り上がりはなかなかのもので，アメリカのNAMI（全米精神障害者同盟）は有名である。インターネットを通じて従来は専門家にしか手に入らなかった情報が当事者にも

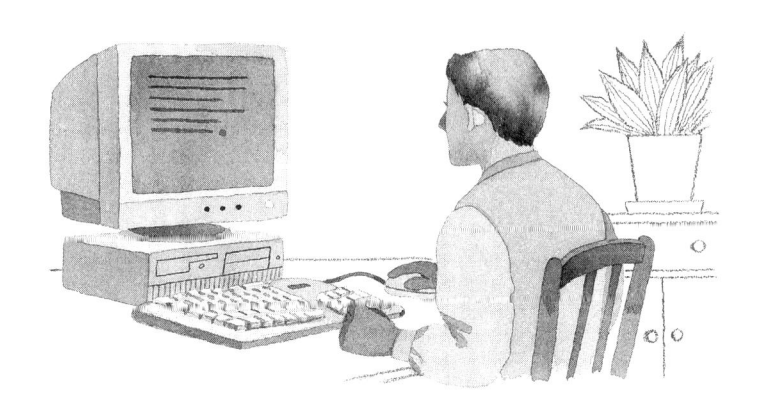

容易に手に入る時代となった。これらの団体はネットワークを通じて、当事者の立場から社会と医療関係者，アカデミズム，製薬企業に影響力を及ぼそうとしている。事実，1997年6月ピッツバーグで開かれた第2回世界双極性障害会議の参加者のかなりは当事者であったし，そのメインゲストは前述のハイマンであり，ディナーのメインゲストはジャミソン女史であった。

　高齢化社会の追い風と"脳の10年"のかけ声により，脳の研究には多くの資金が流れ込むようになった。精神疾患の治療薬の開発は，脳とこころの問題をこうした基礎的な研究の課題として残したまま，神経細胞の受容体に作用する薬から，細胞内の情報の伝達を司る物質に作用する薬，それらの長期的な機能の変化（これを可塑性などという）を調節する遺伝子のレベルに作用する薬の開発へと進んでいる。こうした細胞内の情報を伝えるしくみは多くの細胞で共通しており，急速に研究が進歩している。従来の神経細胞の異常な働きを一時的に改善する薬から，病気に対するなりやすさ（脆弱性）を変える治療も夢物語ではなくなりつつある。

　読売新聞に連載された村上龍の力作『インザ・ミソスープ』の主人公の一人フランクの行動は，神戸の事件の報道と歩調を合わせるかのように展開した。精神病院で薬漬けにされロボトミーを受けたフランクは，暴力と衝動の惨状を，驚くべき淡々とした中で繰り広げる。そこで語られる精神医療に一面の真実がないとはいえない。自己不確実と衝動性に悩むボーダーラインの青年の臨床で得られる教訓を待つまでもなく，現実の世界は白か黒でなく灰色である。

バイオサイコソーシャルモデルでこころの薬をみる

> 人は恐れている—
> 恐れている自己
> を恐れている自己
> を恐れている自己を
> たぶん影のなかに映った影のなかに映った影といったようなものだ。
> (R・D・レイン著，村上光彦訳『結ぼれ』1973)

　本章では，精神科の薬物療法に関する基礎知識のない方を考慮して，こころの薬のフィクション（世間一般の誤解）とファクト（臨床的な事実）を伝えたいと思う。もっともファクト（事実）もつくられているのはすでに示したとおりで，筆者のような視点が必要になってくるわけである。

　精神疾患は身体疾患と同じ意味での病気ではなく，社会がつくりだしたレッテルにすぎない，精神病は人生における旅である。学生運動とともに世界の精神医学界を揺れ動かした反精神医学の旗手であったR・D・レインは，その著作と実践を通じて多くの精神科医を魅了し，この世を去った。タビストックの星といわれたレインの伝記を読めば，正統的な精神医学の世界から反精神医学の立場に踏み込んだレインに共感できる面も多々ある。精神科の治療に関しても，インターネットで容易に最新の情報にアクセスできる時代となったが，だからこそ批判的かつ複眼視的な立場

> が欠かせない。
> 　そこで本章では，世界の精神医学の公式見解となっているバイオサイコソーシャルモデル，すなわち生物心理社会モデル，という文脈から，精神医療において薬物療法が現在どのような役割を果たしているのか理解していただくこととした。これは正しく薬を利用するためには欠かせず，そのため薬の話よりも，その説明が長くなるが，ご容赦願いたい。

EE－家族の感情表出と分裂病の再発予防が教えるもの

　分裂病の再発予防で最近わが国でもよく知られるようになった家族の感情表出，これを英語のexpressed emotionの頭文字をとってEEという。分裂病の方はあいまいな態度や本音と建前の異なるようなコミュニケーションに過敏で，うまく相手の気持ちを汲むのが下手な人が多く不安定になりやすい。このように言葉と態度で相反する2つのメッセージが同時に出され，どう判断していいかわからない状況をダブルバインド（二重拘束）といい，かつてベートソンという人が提唱した有名な分裂病の心因説である。特に分裂病の方はネガティブなメッセージやEEに過敏で，英国で行われた研究では，薬物療法で安定したはずの患者さんがネガティブな感情表出の多い家庭に戻ると再発しやすいということで世界の注目を浴びたものであり，家族会などでも家族の接し方として必ず出る話である。再発に関与するEEとしては，批判的な言動，敵意，感情的な巻き込まれがある。日本でも高知医科大学で追試が行われ，小規模で期間もやや短いが，これを確認する結果が最近報告されている。

バイオサイコソーシャルモデルで各種の治療アプローチをみる

病に悩む人をバイオサイコソーシャル，つまり生物心理社会的な立場からみるということは，わが国でもかなり以前から心療内科の先生方が唱えていた。有名な池見先生はこれに「実存的」を加えているが，一般的には倫理的エシカルが加えられる。人を生物心理社会的にみるなどというのは当たり前のことすぎて，臨床の現場でどれほどの役に立つのか疑問に思っていたが，アメリカの精神医学会が新たにバイオサイコソーシャルモデルをDSM-Ⅲの登場とともに採用してから，にわかに精神医学の世界で大原則となった。神戸大学精神科の教授であった中井久夫氏は多くの精神科医をその天才肌の著作で魅了したが，それと好対照の藤田保健衛生大学の教授であった笠原嘉氏は笠原節ともいえる語り口で，うつや不安の臨床に大きな影響を与えている。

バイオサイコソーシャルモデルからみたこころ

次ページに示したバイオサイコソーシャルモデルの図1は笠原先生の示した三角錐によるこころの図のアイデアを借用したものである。図ではバイオ（生物）つまり身体がいちばん下で基盤となっている。こころの病の場合は身体の中でも脳ということになる。身体，こころ，社会の順になっているのがみそで，やはり生物としての人間という面を重視した考えであるので，異論があるかもしれない。また"精神としての身体"という考えもあるので，こころの座である脳とそれ以外の道具的な身体という考えにも異論があるので，興味のある方は哲学者市川浩氏の同名の名著『精神としての身体』を読んでいただきたい。その脳の働きの上にあるのがサイコ（こころ）ということになる（図1）。

**図1 バイオサイコソーシャルモデルからみた
こころの病の治療アプローチ**

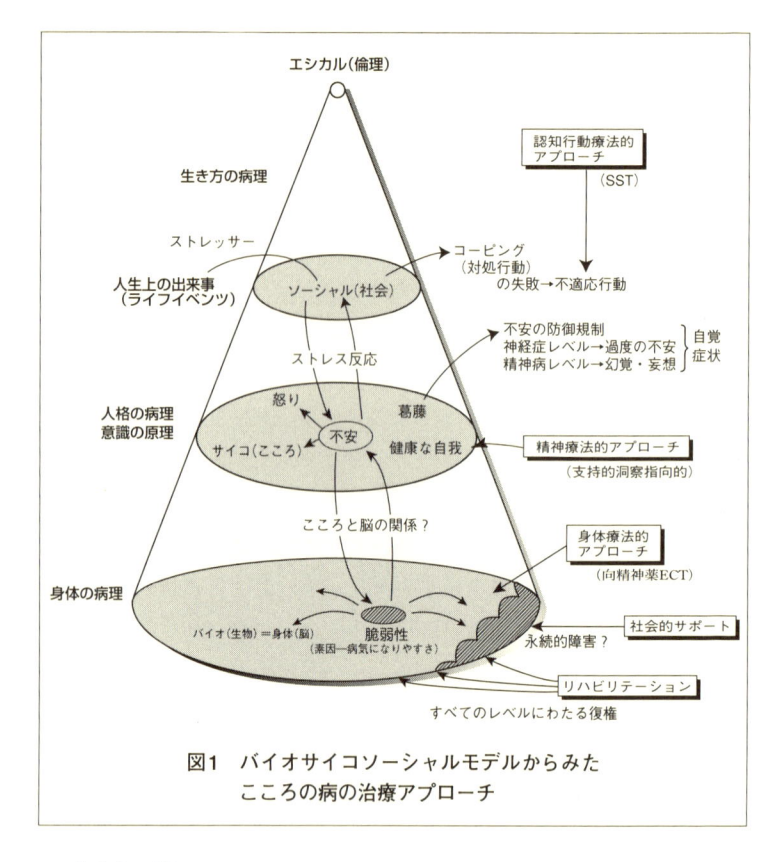

バイオー脳

　こころと脳の関係は難しい問題で，知覚や運動といった道具的な機能を除けば，一対一の対応を付けるわけにはいかず哲学や宗教まで絡んでくる。そこが科学としての精神医学の宿命的な課題である。もっとも現在，生きた人の脳の機能を画像化する技術が急速に進んでおり，思考や感情といったこころの働きと脳の機能との関連が少しずつ明らかにされるものと思う。

　一方，こころの状態が脳の働きに影響し，変化を生じることも明

らかである。古典的なストレス反応で知られるように，ストレッサーつまりストレスのもとが不安や恐怖を生じるのと同時に，脳では血中のコーチゾルを高めるように視床下部からコルチコトロピン刺激ホルモンが放出され，それが脳下垂体の副腎皮質刺激ホルモンの放出を刺激し，それにより副腎からコーチゾルが分泌される。また自律神経を介してアドレナリンも分泌され，ストレス反応が生じる。こうした視床下部，脳下垂体，副腎を介したストレス反応のシステムの調節異常が，うつ病の生物学的な基盤として従来から注目されている。最近ではリンパ球による免疫反応も外界からのストレスにより変化することが示されており，ガンと心理的な状態，免疫機能との関係がサイコオンコロジーという学問として研究されているのはご存知のとおりである。こころの状態が種々のストレス刺激により変化すると，内分泌系，自律神経系，それに免疫系を介して脳と身体の状態に変化が生じ，しかもそれがまたこころの状態に変化を及ぼすというサイクルが推定されている。

　特に慢性的なストレスが加わると，遺伝子のレベルで持続的な変化が生じ，脳の機能に持続的な変化が生じることが明らかにされている。これは可塑性とか可塑的な変化とか呼ばれ，現在，向精神薬が持続的な効果を示すメカニズムの基盤として注目されているものである。アメリカではクラックと呼ばれるコカインの依存による精神神経症状が社会的な問題となっており，コカインの慢性的な使用によって，脳の，特にドパミンという，分裂病との関係で知られる神経系に持続的な変化が生じることが示されている。ドパミン系はまた報酬系，つまり快感に関係した神経系としても知られ，こうした依存症との関連で多くの研究がなされている。いずれにしても，脳とこころの間の相互関係を結ぶ線は，両方向とも途中が切れたままである。

サイコーこころ

不安の防衛機制

　精神分析の創始者フロイトの娘のアンナ・フロイトはナチスに追われて父親とともにロンドンに亡命したのち，こうした不安の処理のこころの働きを研究し，不安の防衛機制についての理論を発展させた。アンナ・フロイトはこれを子どもの成長過程や行動の直接的な観察を経て提唱したが，あくまでも無意識（夢や催眠，分析など以外では本人が自覚できないこころの働き）とせいぜい前意識（あとから自覚も可能）のレベルのこころのメカニズムとしてとらえている。

　ボーダーラインの人の行動化や分裂機制の考えは臨床的にも有用で，こうした人たちと関わるときに，これを知らずしては振り回されてしまう（操作される，という）。

　こうした無意識のこころの過程のパターンが，人間としての成熟度や人格を形づくっているわけであるので，そのパターンを変化させるにはやはり力動的なアプローチが欠かせず，薬の役割はかなり限定されたものになる。もっとも暗い性格を変える（？）プロザックの登場で，アメリカでは性格とセロトニンの関係がまじめに研究され，セロトニンの働きを強める抗うつ薬の有効性が試されている。またこうした薬はボーダーラインの人のかなりが合併する摂食障害，特に過食症に有効なことが示され，すでに治療薬として正式に承認されている。

　不安の処理のレベルはその後の研究で大きく3つのレベルに分けられている。成熟した健康な大人の処理のしかた，つまり不安がそれなりに解消されるやり方と，神経症的な処理つまり不安を多少とも抑圧するため，それが形を変えて身体に対する過度の不安すなわち心気症などとして現れてしまうものがある。最も不健康な処理が原始的な防衛機制で，現実と空想の境が明らかでなくなってしまう

ものである。

　幼児にとっては現実と空想の境はあいまいなところがある。退行や分裂，行動化などが原始的な防衛機制である。こうした機制は幼児では当たり前であるが，大人がこうなってしまえば現実に適応できなくなる。

　この極端な場合が妄想，すなわち自分の空想を現実と信じることである。誰もがいろいろな割合で，原始的な防衛機制から神経症的な防衛機制，成熟した大人の防衛機制までを同時に使っているわけであるが（といっても自覚しないでではあるが），ボーダーラインと呼ばれる自己不確実，情緒不安定かつ衝動的な人たちは，特に原始的な防衛機制が多いことが示されている。

　図1には，不安を正常な不安，神経症的な不安，つまりセルフコントロールが困難な過度で持続する不安，現実と空想の境界があいまいとなるような精神病的な不安への移行が示してあるが，確かにボーダーラインの方や分裂病の方が心配事で揺れ動いているときに接していると，まさにこのプロセスをたどっているようにみえる。図では，こころにも脳の脆弱な部分に対応して，脆弱な部分が示してある。

無意識から再び意識へ

　こうした無意識的な不安の処理過程を変化させ，成熟した大人のパターンにするには，長期の根気のいる精神療法的なアプローチが重要となるが，その一方で行動療法の学派の人たちからは，意識的な考え（これを認知と呼んでいるが，従来からの認知という意味とは異なり，この程度の常識的なことである）を行動療法的な手法により変える治療が認知行動療法（頭文字をとってCBTと略される）として発展され，うつ病や各種不安障害，分裂病の生活技能訓練などに応用され成果をあげるようになっている（これはパブロフの犬の条件反射の実験で知られるように，人のこころの理解についての

考え方が根本から異なり，精神分析的な考え方とは水と油のごとく相容れないものであったが）。特にうつ病の認知療法は有名で，ベックが70年代に提唱し，重症でないうつ病では抗うつ薬と同等かそれ以上の効果があることが報告されている。もっともそこでいううつ病は，わが国の精神科医が診ているようなうつ病ばかりではなく，単なる落ち込みに近い人もかなりいるという批判がある。しかし現在では認知行動療法として，欧米ではうつ病やパニック障害，強迫性障害，各種恐怖症などに対して，薬物療法と並ぶ大きな治療戦略となっている。

ソーシャルなレベル—ストレスとその対処行動

「サイコ」といえばアンソニー・パーキンス主演の映画を思い出す方も多いであろうが，図1ではサイコ（こころ）の上にソーシャルが描かれている。人は社会的な動物である。いや生物はみな社会的な存在であるというべきであろう。外界やほかの個体とのコミュニケーションなしには，生存や種の存続が不可能である。外に開かれたこころは五感というセンサーを通じて外からの刺激や情報を得て反応し，コミュニケーションし，学習し変化する。哲学者中村雄二郎氏は五感の上に第六感とでもいうべき共通感覚（センスス・コムニス）があり，分裂病ではこの共通感覚が失われると唱えている。

いずれにしても，生きている限り日々種々のストレス（正確にはストレスのもとをストレッサーといい，その結果がストレスである）は避けられないし，適度のストレスは必要でもある。これをオイストレスなどということもある。接頭語のオイeuは「正常な」という意味である。

種々の生活上の出来事，ライフイベンツは大なり小なりストレスとなる。有名なホルムズのライフイベンツのストレス度の調査票では，配偶者や肉親の死別といった誰でもそうかと思うものばかりで

なく，結婚もかなりのストレス度として上位にあげられている。挙式間近の方はなるほどと思うかもしれないが，よく引用される話である。生活の中で体験するさまざまな出来事がストレッサーとしてこころに作用すると，不安，そして葛藤や怒りを生じる。

日々のストレスは各種のこころの病の発症や再発のきっかけ，あるいは病気の持続の燃料となるもので，この処理をうまく行うことが治療上も重要となっている。われわれは日々のストレスを趣味や会話，スポーツ，買い物，食べること，アルコールなどさまざまな方法で解消している。人に相談したり医者にかかるのも大事な世渡りの技術で，援助希求行動（help-seeking behavior）などと呼ばれ，これに入る。

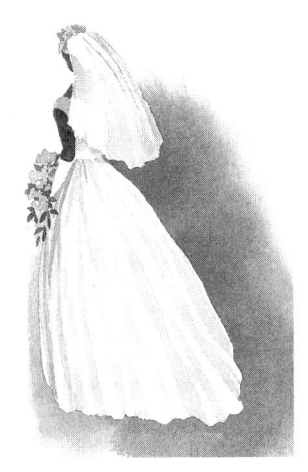

こうしたストレスの意識的な解消法，行動面での解消のしかたを，ストレスに対するコーピング対処行動と呼ぶ。こころの病にかかる方，分裂病の方などはコーピングに多様性がなく，ワンパターンなことが指摘されている。健康なこころの部分が不安を処理するわけであるが，病気になりやすい方はこころの働きにもウィークポイントがあるのであろう。分裂病のリハビリテーションでもストレス一力量（ストレスに対するコーピングの能力）－脆弱性（もともとっている病気に対する素因，なりやすさや弱さのことで，おそらくは遺伝子レベルの問題と考えられている）モデルが重要なモデルとなっているのは周知のとおりである。

いずれにしても，生活の中で起こる種々の出来事が不安や葛藤，怒りの源となり，これが発病や再発の引き金となるのは確かであり，

そこからも住まいやお金，仕事や友人といった生活の支援が分裂病の方の再発防止上重要なことが理解できる。

したがって，最近では無意識の不安の防衛機制の成熟を目標とした力動的な精神療法から，意識的なコーピングを変える認知行動療法的なアプローチが流行となり，その有効性が科学的に示され，確かにかなりの成果をあげている。分析され治療される患者から，自ら病気について知り，トレーニングにより主体的に症状をコントロールして生活することは，有名なアメリカの当事者団体NAMI（全米精神障害者同盟）をはじめとするセルフヘルプグループやピアカウンセリングなどの活動の高まりにも現れている。サイコエデュケーション（心理教育）なども，こうした文脈のうえで，病気に対する情報公開と治療の主体の変更（治療者から悩める人への）としてとらえる必要がある。

分裂病においても，現在では治療の目標が症状の解消や軽減ばかりでなく，認知機能（この場合の認知機能は，脳の情報処理の機能に由来する判断や予測などの高度の思考過程のことである）の改善やQOL（quality of life）に向かっている。最近アメリカで認可された新しい抗精神病薬はQOLを評価するスケールを用いて，分裂病の症状（幻覚妄想などの陽性症状と意欲自発性の低下などの陰性症状）ばかりでなくQOLも改善することをはじめて臨床試験で示して，FDA（アメリカ食品医薬品局）の認可を受け，それを宣伝に使っているが，あとを追うほかの薬もこうした開発の戦略を立てるようになっている。

バイオサイコソーシャルモデルからみた薬の役割

図1に示すように，向精神薬は直接こころに作用するわけではない。病気ごとに異なると予想される（またそのタイプによっても異

なるであろう）脳の働きの弱いところ，すなわち脆弱な部分から生じた持続的な脳の機能の異常が，こころの病の基盤にあることが推定されている。生活上の出来事がストレスとなって加わり，こころに不安や葛藤，怒りなどを生じる。この不安を安定させるために意識的な対処行動がとられる。無意識的なレベルでは，その人なりの防衛機制が働く。そして脳では神経系の，身体では内分泌，自律神経，免疫系を介した反応が生じる。うまく不安の対処がなされ処理されれば破綻をきたさないが，それが繰り返されたり，対処できる限界をこえると，原始的な防衛機制やマイナスの対処行動（過度の飲酒や閉じこもりなど）に陥る。脳にもセロトニン，ドパミン，ノルアドレナリンなどの神経系を中心に，視床下部ホルモン（これは神経伝達物質としての役目も果たしている）の調節に破綻が生じることが推測される。特に素因としてこれらの調節機能に弱いところ，つまり脆弱性があれば，発症につながるような正常レベルをこえた持続的な変化が生じることが推測される。

現在，こうした脆弱性のもととなっている遺伝子レベルでの変異を探る研究が活発に行われている。限界をこえると，神経症（不安障害）では過度の持続するセルフコントロール困難な不安が自覚症状として生じ，それに伴う生活上の支障（パニックでは乗り物，外出が困難となるなど）が生じる。脳のレベルでは前述の神経の興奮が持続する。

現在，こうした不安の治療薬として最も広く用いられているベンゾジアゼピン抗不安薬は，脳の神経細胞の興奮を抑える神経系として重要なガンマアミノ酪酸GABAの受容体（脳の神経細胞の細胞体の表面には遊離されたGABAが一時的に結合する場所すなわち受容体がある）にこの薬の結合する部位があり，さらにGABAの働きを強めて神経の過度の興奮を抑えて，効果を発揮する。これがこの薬の作用である不安を和らげたり，眠りに誘ったり，けいれん（脳の

神経細胞が広範囲かつ同時に異常興奮した状態）を抑えるメカニズムである。最近では多少とも依存性のあるベンゾジアゼピン系の抗不安薬に替わって、欧米ではセロトニンの取り込みを阻害するSSRIなどの抗うつ薬が第一選択薬となりつつあるのは、すでに述べたとおりである。

分裂病の場合は、不安がある限界をこえると空想と現実の境があいまいとなり、これが妄想や幻覚といった形で現れる。行動面では、これに対処するために、引きこもりや種々の不適応的な行動が現れてくる。脳のレベルでは、特にドパミン神経系の過剰興奮が持続し、これが幻覚や妄想の基盤となっていると考えられている。

既存の抗精神病薬はみなドパミン受容体の阻害薬である。つまり過度に放出されたドパミンが受け手の神経細胞に作用するのを、薬が先に結合して防ぐというわけである。分裂病でドパミン系が過度に興奮するのは、それを調節しているグルタミン酸の受容体に異常があるせいではないかという説を前に紹介したが、現在注目されている学説である。また分裂病の方の脳の前頭前野と呼ばれる部位では、むしろドパミン系の機能が低下していることが指摘されており、既存のドパミン阻害を主な作用とする坑精神病薬の投与が逆効果となる可能性が示唆されている。図1ではストレスにより刺激を受けた脳の脆弱な部分（どこかの脳の部位という意味ではなく、ある働きを担う系という意味である）が限界をこえて興奮すると、発症ないし再発ということで、矢印が脳全体に影響しているのが示されている。つまりこころの薬は脳に入ると、こうした神経系の過度の興奮を抑えて、脳のレベルで症状の燃え上がりを抑える消火剤の役割を果たしているわけである。

リハビリテーション－復権，最後に残されたもの

　先ほど示したように，発症後は脳の働きに関しても遺伝子のレベルで持続的な変化が生じ，これが病気の持続や能力低下に関与していることが推定されている。慢性の分裂病の方のかなりと，躁うつ病の方の一部に持続的な能力低下すなわち生活能力の低下を生じるが，その基盤には判断力，予測する能力，全体の文脈で出来事を理解する能力などの認知能力の低下があり，脳のレベルでの変化が推測されている。実際，古典的な第三脳室の拡大から前大脳縦裂の拡大，そのほか多くの脳の粗大な変化が慢性の分裂病の方ではかなりの頻度でみられることが示されている。

　最近では脳の形態学的な研究も再び盛んになってきている。こうした脳の器質的な変化を基盤とした認知機能の欠陥は欠損症状などと呼ばれ，その治療は大きな課題となっている。図1ではこうした生活能力の低下，対処能力の低下はSST社会生活技能訓練や生活支援，そのほか各種のリハビリ的なアプローチの課題として示されているが，その中にも可逆的な，すなわち薬物でコントロールできる部分がまだまだ混在している可能性がある。

　リハビリテーションは決して慢性の生活能力の低下した方のためだけの方策ではない。すべてのアプローチを包括する概念で，治療とともにリハビリがはじまるわけであるし，そうした視点が必須である。リハビリテーションは「社会復帰」と訳されることが多いが，病によって失われたあらゆるレベルでの権利と尊厳の回復，復権のことである。こころの病で最後に残されるのは，精神障害者という役割を担わされることによって失われたプライドの回復であろう。

本章では，バイオサイコソーシャルモデルで薬物療法の役割を理解することとしたが，次章ではこころの薬はどの程度効果があるのか，その効果の証明ともなっているプラセボとの比較による無作為対照試験（頭文字をとってRCTという）からみた各種のこころの治療薬の効果とその問題点を示し，続いてこころの治療薬と身体の病気の治療薬の違い，こころの薬の特徴や薬物動態と問題となる副作用，最近問題になってきている薬の飲みあわせ，すなわち薬の体内での相互作用などについて述べたい。その後，こころの薬は実際にはどのように使われるか，急性期の治療と維持投与，再発予防のための長期薬物投与－再発予防療法などともに，インフォームドコンセントやドラッグコンプライアンス　服薬指導と心理教育（本人家族のための指導のためのパンフレットなども含めて）について紹介したい。

抗精神病薬の有効性とその証明
－RCTの論理と倫理－

　「カッコーの巣の上でOne flew over the cuckoo's nest」。ジャック・ニコルソン主演のこの映画を観た方も多いであろう。1960年代，州立精神病院で看護助手として働いた経験から，ケン・キージーはこの映画の原作となる小説を書いた。「シャイニング」「郵便配達は2度ベルを鳴らす」「バットマン」などで異才を放つジャック・ニコルソンの出世作で，1975年のアカデミー賞を総なめにした作品である。刑務所での強制労働を逃れるため精神病のふりをして精神病院に入った主人公マクマーフィーは，婦長ラチェッドの管理下の病院で巧妙に向精神薬を捨て反逆するが，電気けいれん療法から最後にはロボトミーを受けることとなる。当時の悪名高い州立精神病院の姿を彷彿させる映画である。

　最初の抗精神病薬であるクロルプロマジンの登場と，ケネディ大統領のコミュニティ精神医療のかけ声により，アメリカでは60年代に60万人近くに達した精神病院の入院患者が，短期間のうちに20万人にまで減少することとなった（図1）。受け皿のないまま地域に戻された患者の多くがホームレスとなったのは周知の事実であるが，向精神薬の登場は精神医療を大きく変えることとなった。

　このように今日の精神医療の推進役となった向精神薬の有効性はどのようにして検証されたのであろうか。本章では，効果判定のための客観的な指標となる検査がない，こ

ころの病の治療薬の有効性がどのようにして明らかにされたのかを紹介し、その効果と限界を示したい。

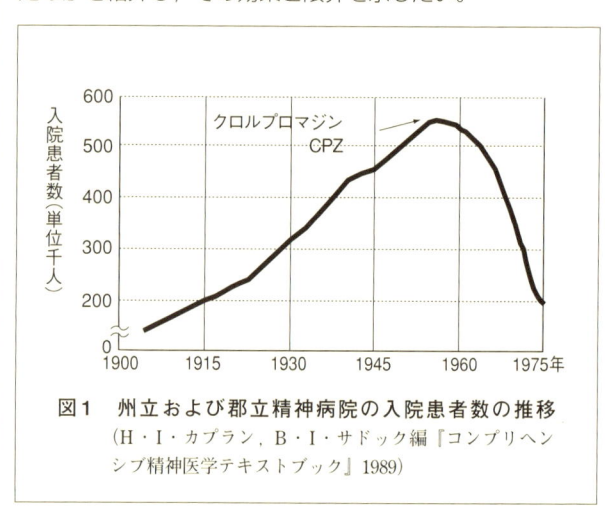

図1 州立および郡立精神病院の入院患者数の推移
（H・I・カプラン，B・I・サドック編『コンプリヘンシブ精神医学テキストブック』1989）

薬の効果はどのようにして確かめられたか

比較統制制度（RCT）

クロルプロマジンの登場直後、アメリカにおいてもその効果に対して懐疑的な意見が多かった。プラセボ効果ではないかとか、単に鎮静作用を有するだけではないかなどの反論である。

2年ほど前、ある医療関係者向けの新聞に、『ガンと闘うな』で有名な慶応義塾大学の放射線科講師の近藤誠氏と国立ガンセンターの前総長市川氏との対談が掲載された。再三の要請にやっと実現したこの対談では、かつてガンセンターで行われた抗ガン剤の臨床試験がいかに非科学的なものであったか、そのためわが国以外では使われない抗ガン剤がいかに多く登場したかを近藤氏が容赦なく攻撃す

る。近藤氏の肩をもつ記者も一緒になって,多少感情的とも思える議論が展開されていた。

そこで近藤氏が批判するのは,かつてガンセンターで行われた臨床試験が,世界の臨床試験の常識ともいえる無作為割り付け（患者が偏らないように振り分ける手法）の比較統制試験（randomized-controlled trialの頭文字をとってRCTという）の手法を採用していなかったことであった。患者を無作為に異なる治療に割り付けることから,前総長はくじ引き試験と呼び,「君は何でもくじ引き試験が正しいというが,そこが問題だ」と反論している。次回が楽しみなこの対談は議論がかみ合わぬまま尻切れトンボで終わったが,その後みていないので,次の対談は実現しなかったのであろう。いずれにしても現在あらゆる治療法の有効性が大規模なRCTによって確かめられているのは事実であり,ある抗不整脈剤の服用によって逆に死亡率が増すなどという試験結果が公表されて話題になったのもさほど前のことではない。

プラセボ比較試験の論理と倫理

向精神薬の領域においては,NIMH（アメリカ国立精神保健研究所）と退役軍人局の共同研究が,向精神薬,特に抗精神病薬の効果の科学的な証明に重要な役割を果たした。初期のプラセボを対照にした抗精神病薬の臨床試験のデータは,ほとんどが退役軍人病院で行われたもので,現在のわれわれの目から見れば,こうしたプラセボを用いた試験が行えたのもアメリカならではのことという印象がある。

RCTの基本となるのはプラセボの使用と,二重盲検の手法,それに無作為の割り付けの3つである。

現在,新薬の臨床試験の国際協調をはかるためICH-GCPという会議が開かれ,臨床試験の方法の国際的な統一化が求められている

が,そこで大きな議論の一つとなっているのが,すべての臨床試験にプラセボ使用を求めるFDA（アメリカ食品医薬品局）と,それに倫理的な側面から難色を示す日本とヨーロッパの意見の不一致である。

プラセボとの比較が必須とされるのは,治療効果判定に大きく影響する次のような5つの要因を排除するためである。

1) どんな病気にもある自然回復。
2) 薬の効果に対する患者の期待が反映される暗示効果（特に高血圧や不安,うつなどのこころの病気では出やすい）。
3) 効果を判定する医師や看護者の側のバイアス（薬に対する期待が当然反映されてしまう）。
4) ほかの治療の効果の影響（例えば精神療法や環境療法などの影響は意図しなくても治療過程の中で当然出てくる）。
5) ネガティブな効果（例えばある特定のタイプの患者にはどんな治療も効果がないという先入観があると,判定にマイナスに働く）。

向精神薬に関しては平均すると30％程度のプラセボ反応率（上記の要因によりプラセボの服用で改善する患者がうつ病や不安障害,精神分裂病などの患者で30％くらいはいるということ）があり,マスメディアを使って新薬の臨床試験の被験者を募集しているアメリカでは,最近プラセボで改善する患者の率が上昇し問題となっている（プラセボで改善する患者の率が60％近いものもある）。プラセボ反応率が高いということは,新しい薬の有効性を証明するのが難しくなることを意味しており（プラセボとの差が薬の真の効果ということになるので）,FDAも困っているとの話も伝わってきている。マスメディアを通じて募集される患者と,治療を求めて病院にやってくる患者とに病状の違いがあるのではないかという疑問も,わが国の医師の側には生じている（日本ではマスメディアを使

って新薬の臨床試験の被験者を募集することは許されていなかったが，2000年2月に，うつ病の新薬の治験の新聞広告が初めて行われた。最近アメリカでは，うつ病や不安障害の新しい治療薬の有効性がプラセボ反応率の高さから示しにくくなっている）。

クロルプロマジンの有効性を示した初期の研究

現在の抗精神病薬の基礎となったクロルプロマジンの有効性は，100以上の二重盲検試験によって証明されている。抗精神病薬は単に精神病の急性期の興奮を鎮静させるだけでなく，精神分裂病の急性期症状の中心となっている幻覚や妄想も改善する作用がある。歴史的ともいえるクロルプロマジンの有効性を示すデータを示す（図2）。

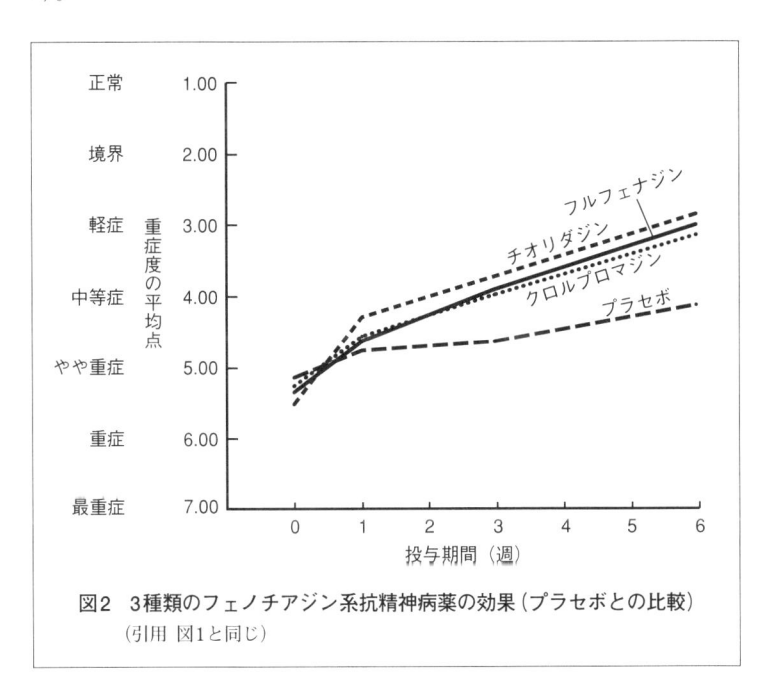

図2 3種類のフェノチアジン系抗精神病薬の効果（プラセボとの比較）
（引用 図1と同じ）

図2は代表的な抗精神病薬であるクロルプロマジン（商品名：コントミン，ウィンタミン）とフルフェナジン（商品名：フルメジンといい，油に溶いた1カ月くらい有効なデポ剤という注射剤もある），チオリダジン（商品名：メレリル。パーキンソン症状の出にくい最もマイルドな抗精神病薬で，うつ病や神経症レベルの患者にも用いられる）の3種類の抗精神病薬とプラセボの，4つの治療グループに分けて行われた，分裂病患者を対象としたRCTの結果を示したものである。縦軸は症状の重症度で，いちばん上が正常の1点，下が最重症の7点で，上に行くほど改善していることを示す。横軸は治療経過の時間で1週間ずつ6週間が示されている。図でも明らかなように，プラセボ服用群でも時間とともに少しずつ改善しているが，3つの抗精神病薬の服用群ではプラセボ服用群の平均4点以上に対して3点前後と有意に改善率が高い。これは重症度の平均点の変化を示したもので，実際には患者によっては数日で著しく改善する例もあるし，全体としてもその後の3カ月，6カ月と改善がみられている。

抗精神病薬の有効性と症状評価尺度

薬の効果をどのように判定するか―症状評価尺度

　向精神薬の効果はどのようにして判定されるのであろうか。これは主に医師による客観的な症状評価尺度を用いて行われる。精神分裂病の場合はBPRSと呼ばれる「簡易精神症状評価尺度」が標準的な尺度として用いられている。これは患者の幻覚や妄想などの症状に1点，2点などと点数をつけ，十数項目ある症状の点数の総合点で重症度をみるものである。日本ではこのほかに主治医の総合的な評価をつけていたが，欧米からは印象的な評価で科学的でないと強く批判されている。うつ病や不安障害では，ハミルトンという同じ

くイギリスの精神科医が考案したうつ病評価尺度や不安の評価尺度が国際的に用いられている。分裂病では，感情の平板化や意欲の低下などの陰性症状が注目され，最近ではBPRSとともにPANSSなどと略される陽性症状と陰性症状の評価尺度などもルーチンに用いられるようになり，症状評価はますます細かく行われるようになってきている。

こうした評価尺度の点数が，評価する医師によって同じ患者で大きく異なっては困るので，通常は評価者間の得点の一致度がある程度維持されるように作成されるとともに，評価者のトレーニングが必須となってきている。

最近ではQOL（quality of life）が重視され，非定型抗精神病薬と呼ばれる一群の新しい抗精神病薬の中には，QOLの評価尺度も併用して，単に症状レベルだけでなくQOLも改善したことをセールスポイントにするものも出てきている。商品名セロケル（一般名：クエチアピン）は日本でも臨床試験が行われているが，一足早くFDAの承認を受けたアメリカでは，QOLの改善が科学的に証明されたことを盛んに宣伝している。

抗精神病作用の証明

果たしてクロルプロマジンなどの抗精神病薬は，単に鎮静作用を示すだけでなく，精神病の中核となっている思考障害に対して有効なのであろうか。図3に示すごとく，抗精神病薬はBPRSの得点の変化で示される行動面の改善ばかりでなく，思考障害に対しても同じような時間経過で効果を発揮していることがわかる。

多くの向精神薬の有効性は，縦軸に精神症状の評価尺度の総得点，横軸には投与期間（抗不安薬や抗うつ薬ではせいぜい4週間から6週間，分裂病の治療薬の場合は8週間という，急性期の短期間の治療効果しか証明されていない）で示されている。

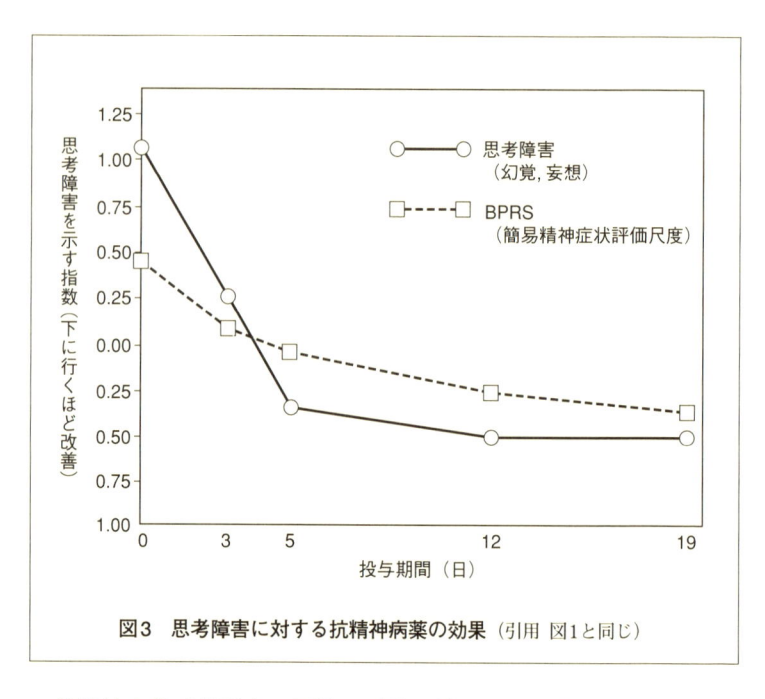

図3 思考障害に対する抗精神病薬の効果 （引用 図1と同じ）

　抗精神病薬が分裂病の再燃や再発に対しても予防効果を有することが示されている（図4）。寛解した患者をプラセボ投与群と実薬群の2群に分け、4カ月、12カ月とフォローし、再発する患者の割合を比較した研究である。やはり退役軍人病院で行われた有名な研究で、分裂病患者の長期の再発予防療法の基礎となったものである。こうしたプラセボ試験はわが国では倫理的な側面から許されるとは思えないものであるが、プラセボ比較がRCTの基礎となっているのは先ほど述べたとおりである。

　医療が経済の論理に支配されつつあることを指摘した好著『向精

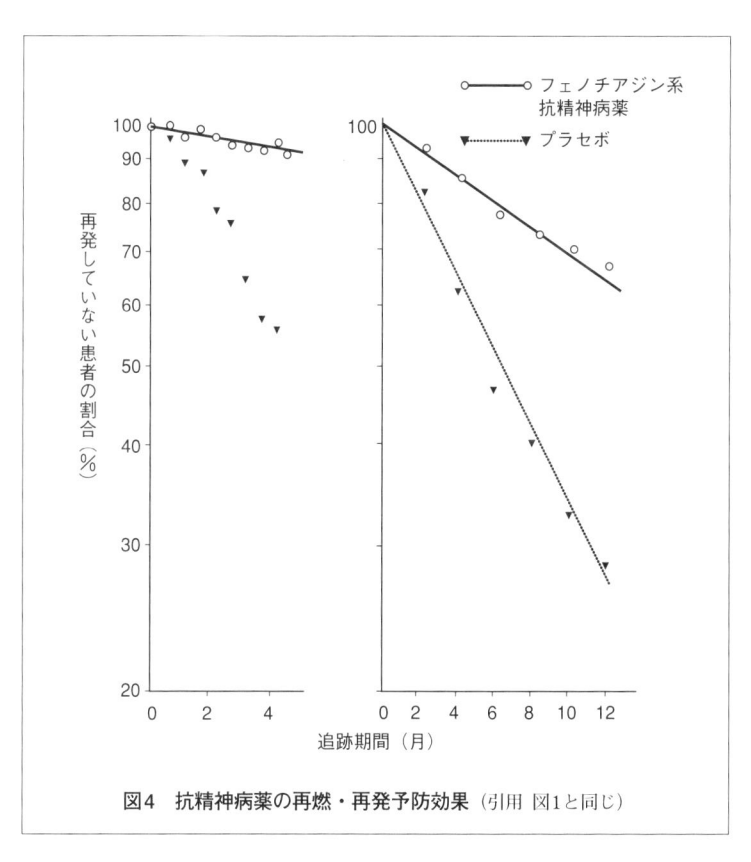

図4 抗精神病薬の再燃・再発予防効果 (引用 図1と同じ)

神薬の開発の社会経済的側面』(未翻訳)，プロザックの爆発的なブームに示されるSSRIブームの背景を論じた『抗うつ薬の時代』(ハーバード大学出版)，精神科薬物療法のエポックメイキングとなった研究者や精神科医に直撃インタビューした本『精神薬理学者 第1巻』(日本でもカルバマゼピンの躁病に対する有効性を示した臨床脳波学の権威人熊　大先生にインタビューし，第2巻が準備されている。未翻訳)の著者で，ウェールズの精神科医ヒーリー氏から，『ウォールストリートジャーナル』の記事のコピーが送られてきた。

抗精神病薬の有効性とその証明

アメリカの実情に多少の懸念も抱いていた筆者に送られてきた記事には，次々と多くの被験者をエントリーさせ企業からの信頼の厚かった精神科医ボリソン（ジョージア大学の精神科の教授で，この事件が原因で退職した）と，その同僚の薬剤師ダイアモンドの，治験を巡るスキャンダルと裁判の記事が掲載されていた。インターネットでも地元アトランタのローカルニューズペーパーのホームページに事件の経緯が詳細に載っている。

　この記事を読みながら，より有効で副作用の少ない新薬の登場を望む当事者の期待と，利潤の追求をすべてとする資本主義の論理について考えさせられている。企業に管理されるマネージド・ケアによって切り捨てられる，アメリカの精神医療の悲鳴もすでに聞こえてきている。

ルカ効果
―耕されるこころの病のマーケット―

「科学的なアイデアも商品であり、その成功には有用性はもちろん、消費者のニーズ、明確なセールスポイントとともに、ブランドとして認知されるようなパッケージ化が不可欠である。これを〈ルカ効果〉と呼びたい」

(デヴィッド・ヒーリー、1990より)

不老不死と回春は、秦の始皇帝をみるまでもなく、物資的に満たされた人間に残された最後のかなわぬ欲望である。インポテンツの治療薬バイアグラ（一般名：シルデナフィール）のアメリカでの認可と同時に情報があふれ、ニトログリセリンとの併用での死亡例についても、センセーショナルな記事のあとに、会社側の抗議による小さな訂正記事が載っていた。ソリブジン事件（ソリブジンは帯状疱疹の新薬で、発売後の短期間で十数人が抗ガン剤5-Fuとの併用による副作用で死亡したため、発売中止となった）を思い出させる出だしであったが、バイアグラを求める欲望の前には吹き飛んでしまうかのようである。

性の問題はメンタルヘルスの大きな課題でもある。図1は、イギリスの有名な医学雑誌『ランセット』と並ぶアメリカの一流医学雑誌『ニューイングランド・ジャーナル・オブ・メディスン』に掲載されたバイアグラの有効性を示した臨床試験の結果の一部である。これも前章示したごと

く，プラセボとの比較の二重盲検試験（RCT）で行われている。本章では，分裂病の治療薬（抗精神病薬）に続き，さまざまなこころの病気のマーケットが耕され，その治療薬と病気がセットで売り出される状況と，その効果の実際（とくにRCTの結果）をSSRIを中心に紹介したい。

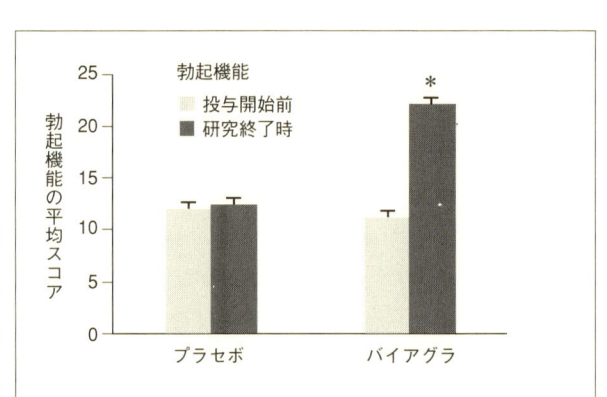

バイアグラは細胞内の情報伝達に関わるサイクリックGMPの分解酵素を阻害して海綿体の血流を増加させる。

図1 インポテンツ治療薬バイアグラの効果を示した結果の一部（『ニューイングランド・ジャーナル・オブ・メディスン』1998）

こころの病のマーケットと消費者のニーズ

健康はいまやジャーナリズムにとっても大きなマーケットである。健康記事，名医紹介，民間療法を含め，新聞や雑誌に健康と病気の記事が登場しない日はない。先のみえない不況のご時世をとらえて，「リストラうつ病，長期不況症候群が増えています」などの記事が登場するが，素人受けするキャッチフレーズである。はやる医者にはコピーライターなみの才覚が必要になる。

「先生，僕，プロザックをのみたいんです。出せないなら個人輸入します」——話題のSSRIの代表プロザックを個人輸入したいと，イギリス最大のスマートドラッグの販売薬局のカタログを，うつの若者が持参してきた（記憶力や知能を高める薬として，さまざまな薬が宣伝販売されている）。インターネットのホームページには医

表1 会員に送られてくる「医師の処方が必要な薬剤の価格表」

PRODUCT	PACK SIZE & DOSAGE			COST	ORDER	US $
The following medicines are available, but there is no further information apart from the makers insert.						
BROMOCRIPTINE (Parlodel)	30 120	TABLETS	2.5MG	$19 $70		
CIPROFLOXACIN (Ciproxin)	20 80	TABLETS	500MG	$80 $365		
DOXYCYLINE (Doxlar)	50 200	TABLETS	100MG	$75 $280		
EDRONAX (Reboxetine)	60 240	TABLETS	4MG	$65 $240		
FLUCONAZOLE (Diflucan)	7 28	TABLETS	50MG	$45 $160		
ISOPRINOSINE (Imnovir)	100 400	TABLETS	500MG	$120 $450		
PENICILLIN-VK	1000 4000	TABLETS	250MG	$75 $280		
PHENYTOIN (Epanutin)	100 400	CUPSULES	100MG	$15 $50		
PROPRANOLOL (Inderal)	30 120	TABLETS	40MG	$11 $35		
PROSCAR (Finasteride)	15 60	TABLETS	5MG	$40 $150		
PROZAC (Fluoxetine)	12 48	CUPSULES	20MG	$35 $125		
SINEMET	50 200	TABLETS	100MG	$25 $90		
TEATROIS (Triacana)	100 400	TABLETS	35MCG	$44 $160		

師の処方が必要な薬のプライスリストは載っていないが，会員登録すると，プロザックばかりでなくさまざまな薬の値段表が送られてくる（表1）。日本で許可されていないさまざまな薬の個人輸入の急増に税関も追われているし，厚生省も違法な薬の個人輸入に神経をとがらせているともきく。

こうした個人輸入を求める患者のパワーに，医師向けの週刊雑誌の質疑応答欄に，外国で使用されているがわが国では認可されていない薬物の，個人輸入の適否を尋ねる記事が掲載されていた。弁護士の回答をみる限り，販売目的でない個人使用のための輸入は違法とはいえず，薬事法にも触れないようである。

魔法の弾丸のような薬を求める消費者のニーズは強いが，特効薬は"セレンディピティ幸運の贈り物"，すなわち偶然の発見の産物で，そうそう登場するわけではない。いまや薬ではなく病気が売られる時代になっている。新しい病名がアカデミズムと消費者の畑で耕される。肥えた土地（患者の数が多く，市場のニーズに合う）を耕して（病気の知識を広める）うまく種（薬）を蒔けば，大きく成長する（ルカ効果）。パニック障害はその成功例の代表といわれる。しかし，そのおかげでこれまで人知れず悩んでいた人々が救われたのも事実である。

ここではパニック障害，強迫性障害，過食症，慢性のうつなどに効く薬の効果の事実を示したい。

こころの薬は効く
－うつ病の場合とコクラン共同計画

ベストセラー"Listening to Prozac"（『驚異の脳内薬品』）でヒットし，相変わらず爆発的に売れている抗うつ薬（といってもパニックや強迫や過食にも有効）プロザックが本当に性格を変えるのか。専門雑誌に，うつでない健康人にプロザックをのんでもらい，種々

の心理検査をして効果のないプラセボとの比較をした研究の結果が出ていた。確かに，現在わが国で使われている抗うつ薬のような不快な副作用は出ないものの，あまりはっきりした変化はみられなかったようである。プロザックブームに反対する専門家の代表で"Talking Back to Prozac（プロザックに文句あり）"の著者ピーター・ブレギンは，FDA（アメリカ食品医薬品局）のデータを細かく分析し，その認可プロセスに疑義を唱えている。

とはいえ，いまや北アメリカでは，抗うつ薬といえばSSRIというほどになっており，相変わらずプロザックがシェアの1位を占め，わが国でも治験が終了したゾロフト（一般名：サートラリン）がそれを追っている。SSRIは副作用が少なく，このあと示すように，うつ病以外にも多くのこころの病気に効くのが特徴である。しかし，決してうつ病の特効薬というわけではなく，効果も昔からある三環系抗うつ薬より優れているわけではない。図2はその効果をRCTで示した一例である。一見科学的にみえるRCTだが，いくつも行われると違った結果も出てくるのはしかたない。前章で紹介したボリソン事件のごとく，治験データそのものの信頼性が疑われるようなスキャンダルも起こっているが，予想されることでもあった。

科学的なデータに基づいた医療をというのは当たり前の話だが，年間数千億円も使われていた脳代謝改善剤が，医療費とくに薬剤費削減をもくろむ大蔵省の圧力もあって行われている薬効再評価で，プラセボと効果に差が出ず，認可が取り消された。科学的な医療を推進するために世界中で行われたあらゆるRCTのデータを集めて評価する試みが，イギリスから始まっている。それがコクラン共同計画である。うつ病や分裂病などのこころの病の治療に関しても，データの集積と評価が行われ注目されている。

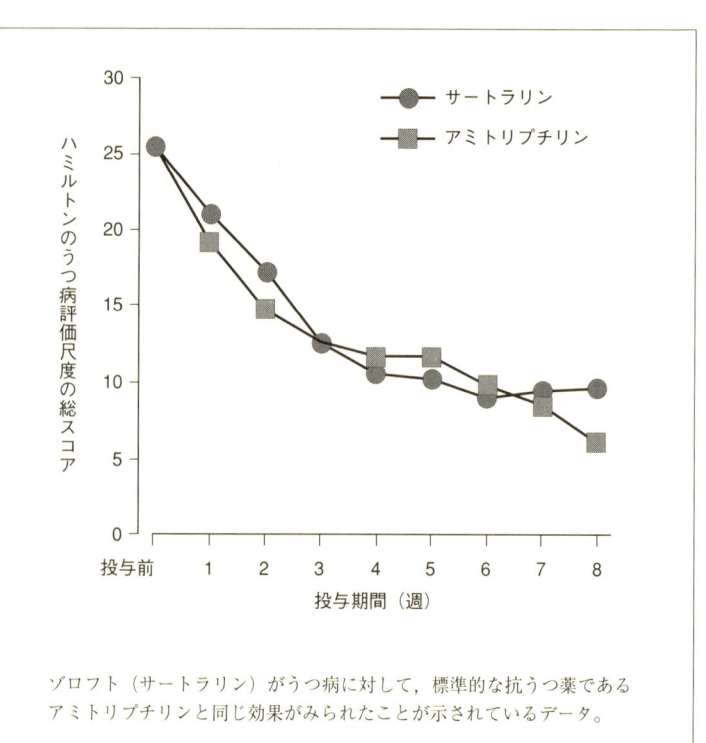

ゾロフト（サートラリン）がうつ病に対して，標準的な抗うつ薬であるアミトリプチリンと同じ効果がみられたことが示されているデータ。

図2 うつ病に対するSSRIの効果
(『ジャーナル・オブ・サイコファーマコロジー』1995)

パニックに効く

予期せぬときに突然，動悸や息苦しさとともに激しい不安に襲われるパニック発作はつらいものである。パニック発作が頻回に出現するパニック障害は1～2％の有病率がある。乗り物恐怖や外出恐怖に陥る人も多く，なかなかやっかいな病気であるが，このようなパニックにもSSRIは有効である。

アメリカでは，SSRIのなかでもパロキセチン（商品名：パキシル）がパニックの治療薬として，ベンゾジアゼピン系の抗不安薬であるアルプラゾラムに続いて盛んに宣伝されている。わが国でも治験が行われたが，図3はパニック発作に対するパロキセチンの効果を示したものである。これをみると，確かにプラセボに比べてパロキセチンを服用した患者のパニック発作の頻度の改善率が高いことがわかる。パニックはルカ効果の代表といわれるが，わが国での精神科や心療内科以外の医師の認知度はまだまだ低いのが現状である。

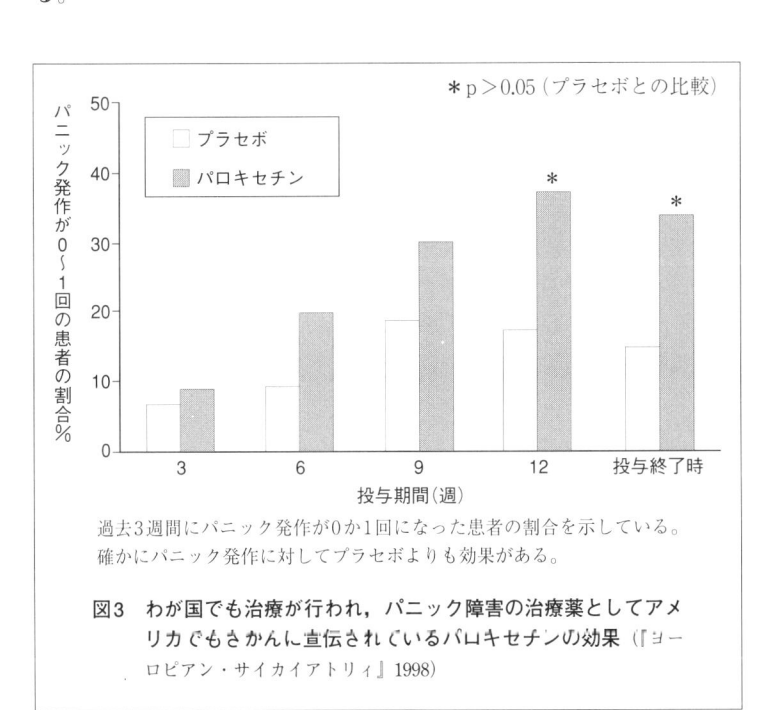

過去3週間にパニック発作が0か1回になった患者の割合を示している。確かにパニック発作に対してプラセボよりも効果がある。

図3　わが国でも治療が行われ，パニック障害の治療薬としてアメリカでもさかんに宣伝されているパロキセチンの効果（『ヨーロピアン・サイカイアトリィ』1998）

強迫や衝動性，過食に効く

　多少パワーが落ちてきたとはいえ高視聴率を続けるNHKの人気番組「クローズアップ現代」でADHD（注意欠陥多動性障害）のアメリカにおける治療の実態が紹介された。1997年ピッツバーグで行われた躁うつ病（双極性障害）の国際会議には，専門家とともにたくさんの家族と当事者が参加していた。驚いたことに，ADHDと診断された子どもの多くは，双極性障害を合併したり，将来双極性障害に移行するという発表がなされた。ニューヨークの家族会代表の母親も自分の子どもはADHDと双極性障害を合併していると訴え，専門家に対してより有効な治療の開発を求めていた。

　アメリカにおける子どものこころの医療の実態はあまり知られていないが，心理士などにADHDと診断された子どもの多くに中枢刺激剤（わが国でも使われているものもあるが，覚醒剤であるアンフェタミンも治療薬としてFDAには認可され，最近もその効果を示すRCTの結果が報告されている）。こだわりは誰にもあるし必要ではあるが，病的なこだわりは非常につらく日常生活にも支障をきたす。この強迫性障害（OCD）も，アメリカでは信じられないくらい多くの患者がいると報告され，大人ばかりでなく子どものOCDの早期診断治療が叫ばれている。何回も手を洗わずにはいられない子どもを表紙にした，本人家族向けの小冊子がたくさん配られていた。

　わが国にも登場したSSRIであるフルボキサミン（商品名：デプロメール，ルボックス）は，ヨーロッパでは80年代はじめから抗うつ薬として用いられているが，アメリカでは主にOCDの治療薬としてルボックスの商品名で宣伝されている。図4は標準的なOCDの治療薬であるクロミプラミンばかりでなく，フルボキサミンが強迫に有効なことを示したRCTの結果の一例である。

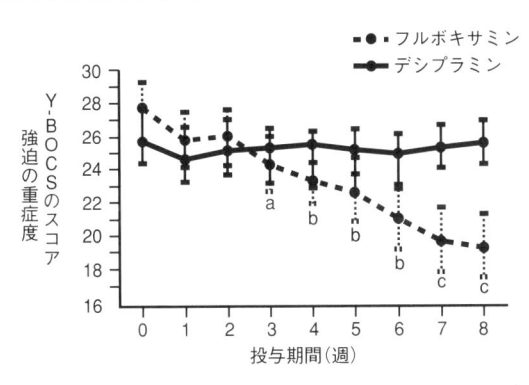

[図：縦軸 Y-BOCSのスコア／強迫の重症度（16〜30）、横軸 投与期間（週）0〜8。フルボキサミン（破線）とデシプラミン（実線）の比較。フルボキサミンは3週目 a、4・5週目 b、6週目 b、7・8週目 c と有意に低下。]

病的なこだわりに悩むOCDに対して、セロトニンの取り込み阻害作用の強い抗うつ薬であるクロミプラミンと同じように、SSRIであるフルボキサミンが効果があり、ノルアドレナリンの取り込みを阻害するデシプラミンという抗うつ薬が効かないことが示されている。フルボキサミンはルボックスの商品名でアメリカに売られ、日本でも最初のSSRIとして登場した。Y-BOCSというのは「エール-ブラウン強迫性障害評価尺度」の略で、両大学共同で開発された標準的な強迫の評価尺度である。

図4 病的なこだわり（強迫性障害）に対するフルボキサミンの効果
(『ジャーナル・オブ・クリニカル・サイカイアトリィ』1995)

過食も豊かな社会の病理の代表である。プロザックを個人輸入している過食症の女性がテレビで紹介されたことがある。肥満先進国アメリカでフェン-フェンなどと呼ばれる食欲抑制薬がやせ薬としてポピュラーとなっている。その成分であるフェンフルラミンは、脳のセロトニンの放出を促進して食欲を抑制する。プロザックなどのSSRIは過食の基礎にある強迫的な大食の欲求を抑えるとともに、脳のセロトニンの神経伝達を高めて食欲を抑える。抗ガン剤に伴う強い吐き気を抑える薬は、セロトニンの受容体の中でもセロトニン3（5-HT3）と呼ばれる受容体をブロックして吐き気を抑える。セロトニンの神経伝達を高めるSSRIは服用後に吐き気や嘔吐、下痢

などの副作用が出ることがあるが，この 5-HT3 受容体が刺激されたために起こると考えられている。

慢性のうつにも効く－気分変調症の場合

年余にわたり比較的軽症のうつ状態を示す人たちが日本でどのくらいいるかは，わかっていないが，アメリカの疫学調査では 3％もいるという報告がなされている。メンタルクリニックも増え，種々のうつは精神科医にとっては今後も増加が予想される顧客であるが，こうした慢性的なうつはむしろ性格的な問題と考えられ，抗うつ薬などの薬の効果はあまり期待できないものと考えられてきた。

ところが最近，こうした慢性のうつ，特に気分変調症と呼ばれる人たちにも，ふつうのうつ病（大うつ病などと訳される）と同様にしっかりと抗うつ薬を投与すれば良くなるという RCT の結果が次々と出されてきている。特に副作用が少なくてのみやすく，処方もしやすい SSRI や RIMA（p.24 参照）といった新しいタイプの薬の有用性が示されている。イミプラミンなどの昔からの抗うつ薬もきちんと使えれば同じように効果のあることが示されているが，副作用を考慮すると SSRI に分がある。

まだ第一線の精神科医は，気分変調症という診断で患者をみることが少ないが，そのつもりでみると，欧米のように多くの患者がいるのかは今後の課題である。

しかし，そこでとられる手法はいつも同じである。疫学調査で，診断治療されていない患者がこんなにもたくさんいるということがまず示される。次にこうした未治療の患者が予想外に QOL（quality of life）に支障をきたしていることが示される。次にそのために生産性や直接・間接の医療費などで社会的なコストがかなりになることが示される。それに対して積極的に治療すると医療費はかかるが，

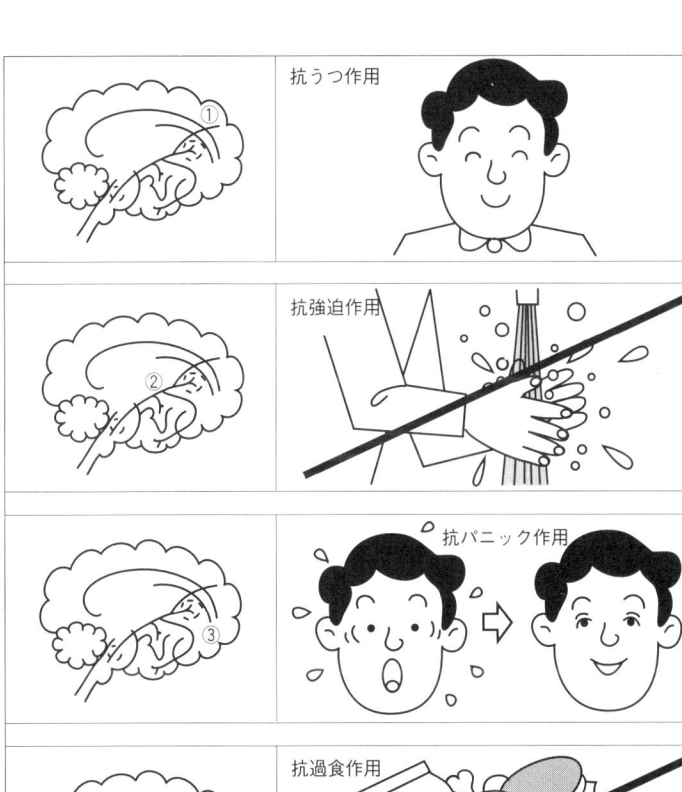

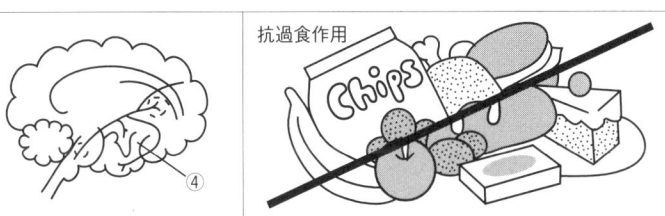

	抗うつ作用
	抗強迫作用
	抗パニック作用
	抗過食作用

スタール教授はうつに対する効果は意欲などに関与した前頭葉にいっているセロトニン神経系（①），強迫は基底核にいっているセロトニン神経系（②），パニックは情動に関与した海馬や辺縁系にいっているセロトニン神経系（③），過食は食欲調節中枢のある視床下部にいっているセロトニン神経系（④）の神経伝達を高めて効果を発揮する，と非常に単純化して示している。

図5 脳のセロトニン神経系を介して，うつ病や強迫，パニック，過食に効くSSRI（カリフォルニア大学のスタール教授の漫画より）

ルカ効果

差し引き社会経済的にプラスになることが示される(新しい薬のコストは必ず高くなるため,ここは重要である)。そこで示される直接・間接の社会的コストがどのようにしてはじき出されたのかは興味のあるところだが,医療経済学の門外漢はそのまま受け取るしかない。

―――――――――――――――

　本章では,脳のセロトニンの利用効率を高めるSSRIの効果を実際のデータを示して紹介した。確かに薬は効くが,その背景には病気が開拓され種が蒔かれる状況があるのも事実である。アルコールや薬物の依存,過食ばかりでなく,通販にはまる主婦,ギャンブル依存,買い物依存など,プロセス依存症などと呼ばれる人たちが増えている。こうした,"わかってはいるがやめられない"こころの基盤には強迫と衝動があり,SSRIが効くのは共通して脳のセロトニンの神経に異常があるからともいわれる(総称してセロトニン・スペクトラム症候群と呼ばれる)(図5)。

　中井久夫氏はその著書『分裂病と人類』の中で,狩猟社会では微妙な空気の変化を感じ取る人たちが必要であったが,同じことを強迫的に繰り返す農耕社会では不適応となり,分裂病としてはじき出されたと大胆な説を述べている。分裂病者の治療は強迫者にすることにほかならないともいう。日々強迫的に暮らしている現代人にとって,病的な強迫は宿命で,SSRIの登場はまさに肥えた土地に蒔かれた種なのかもしれない。

抗うつ薬の時代の薬ののみ合わせとチトクロームP450 −その1−

> ぼくは悲惨をめざして労働するのだ
> 根深い心の悲惨が大地に根をおろし
> 　　　淋しい裏庭の
> あのケヤキの巨木に育つまで
> 　　　　　　　　　（田村隆一『保谷』より）

　「おじいちゃんにもセックスを」確かこんな衝撃的なコピーで新聞に一面の意見広告が出ていたのを憶えている方も多いだろう。気むずかしい顔つきで杖を握って仁王立ちの英国紳士風の老人は，早川ミステリーの翻訳でも知られる詩人の田村隆一氏であった。残念ながら氏は1998年逝去されたが，ビクトリア朝の英国紳士のウィタ・セクスアリスを描いた『我が秘密の生涯』の翻訳でも知られる。

　人生は冒頭の詩のようなものであるが，世間では相変わらずバイアグラの話題が尽きない。活力のバイオと世界一の大瀑布ナイアガラの勢いにひっかけてできたバイアグラの広告が，多くの新しい向精神薬と並んでアメリカ精神医学界雑誌にも載っている。幸せそうに踊る中年のカップルがそれである。しかし，バイアグラと狭心症の薬の併用による血圧低下ですでに69人もの人が亡くなったと報道されている。

　いまや薬ののみ合わせは，無視できない問題となっている。体内に入った薬やアルコール，食物中の化学物質は，

> 肝臓の細胞のミクロゾームにある酵素の働きによって代謝されるが、近年その薬物代謝酵素であるチトクロームP450（CYP450と略す）についての研究が急速に進歩している。こころの薬に関してもSSRIの登場で、臨床的にも無視できなくなっている。SSRIの多くは、CYP450の酵素のうちⅡD6（2D6とも表記する）と呼ばれるタイプを中心に、いくつかの酵素の働きを抑え、ほかの薬や物質の分解を阻害して血液中の濃度を異常に高めて副作用を生じる可能性がある。
>
> そこで本章では、最近話題の薬の併用の問題とその科学的研究の進歩を、SSRIを中心にして紹介したい。

アメリカのSSRIブーム

ダイアナ妃の衝撃的な死の謎が一時メディアをにぎわせた。ホテル・リッツのボディガードで当日車を運転していたポール氏の血液からは、多量のアルコールとともにプロザックが検出されている。事故直前のビデオをみる限りはポール氏は酔っているようにもみえないし、その人物像からは話題の抗うつ薬プロザックを必要とするようにも思えない。インターネットでは、プロザックを代表とする抗うつ薬SSRIがアメリカではあたかもキャンディのごとく気軽にのまれていることが示されている。

ハロルド・ピンカス医師がこうした状況を述べている。アメリカでは過去10年プロザックを代表とする新しい抗うつ薬の処方が驚くべき勢いで伸びている。ADHD（注意欠陥多動性障害)と診断される子どもや青年が劇的に増え、それに伴って中枢刺激薬の処方も激増している。こころの病の診断や治療などの研究が進歩し、新しい薬が開発され、精神科に対する偏見、スティグマも減ってきたた

め，気軽に治療を求めてくる人も著しく増えている。メンタルな問題で医師を訪れ薬を処方される件数は，アメリカでは過去10年で年間3,270万件から4,560万件に増加し，向精神薬の処方が20％以上も増えている。うつ病と診断された受診件数も1,100万件から2,040万件に増えている。

　こころの薬である向精神薬の処方の中で飛躍的に増えたのが，SSRIを中心とする抗うつ薬の処方である。まさにいまや「抗うつ薬の時代」なのである。アメリカでは向精神薬の処方に占める抗うつ薬の割合が30.4％から45.2％と著しく増えたのに対して，いわゆる精神安定剤すなわち抗不安薬の処方は51.7％から33.0％に減っている。つまり多くのドクターは患者にバリウム（一般名：ジアゼパム。抗不安薬の代表。日本ではホリゾン，セルシンの商品名で使われている）などの精神安定剤を処方する代わりに，プロザックなどの抗うつ薬を処方するようになったのである。

強迫スペクトラム障害とセロトニン

　わかっちゃいるけどやめられない過食，通販依存，インターネット依存などが増えている。こうした病的なこだわりが基盤にある病気が，強迫スペクトラム障害として注目されている。これには脳内のセロトニン神経の異常が共通して存在し，その治療にセロトニンの神経伝達を正常化するSSRIが有効と指摘されて，SSRIブームに拍車をかけている。実際SSRIはうつ病ばかりでなく，強迫性障害（OCD）や過食症（正式には神経性大食症という），パニック障害などに効果があることが科学的に証明されている。

　図1はこの強迫スペクトラムを示したものである。舞踏病やてんかんなどの神経疾患から，チック，分裂病関連の強迫，摂食障害，多重人格で話題の解離性障害，身体の不調を気に病む身体表現性障

害，衝動性と情緒不安定に悩む人格障害，衝動のコントロールが障害されていると考えられている病的な賭博，抜毛症，セックス強迫，自傷行為，盗癖，病的な買物などが示されている。特に最後にあげた衝動コントロールの障害は，きわめて現代的な病理でもあろう。満たされぬ欲求から，衝動的な行動によって一時的に得られるカタ

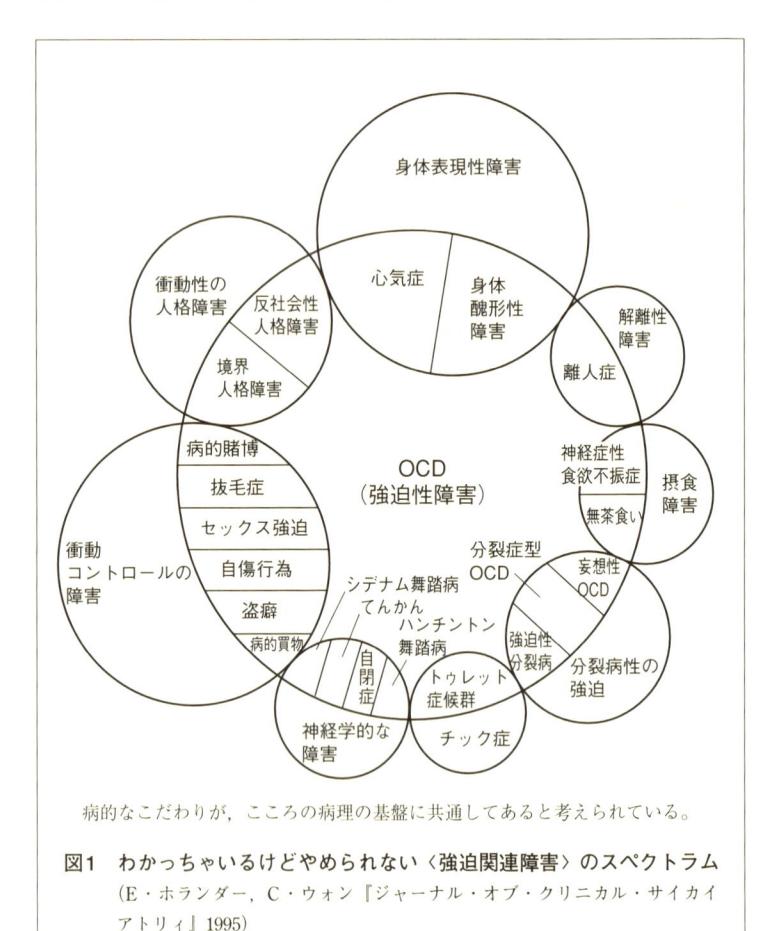

病的なこだわりが，こころの病理の基盤に共通してあると考えられている。

図1 わかっちゃいるけどやめられない〈強迫関連障害〉のスペクトラム
(E・ホランダー，C・ウォン『ジャーナル・オブ・クリニカル・サイカイアトリィ』1995)

ルシスにはまってしまう人は多いし，誰にも起こり得ることである。買物依存に陥ったキャリアウーマンの姿はNHKのドラマにもなり話題となった。

図2は，強迫性と衝動性を危険の回避と追求という視点から一次元でみるとともに，その生物学的な基盤も推定し，各疾患の位置づけを示したものである。危険の回避は強迫に，危険の追求は衝動性につながると考えるもので，なるほどと思われる。その生物学的な基盤としては，強迫は脳のセロトニン神経系の活動の亢進と前頭葉活動の亢進，衝動性はセロトニン神経系の活動の低下と前頭葉活動の低下を推定しているが，あくまでも仮説にすぎない。

アメリカではOCD患者の当事者活動も盛んである。インターネットのホームページには，活動の紹介，OCDについての最新の情報とともに，新しい治療法の臨床試験の被験者を求める記事も載っている。当然のことながら，こうした活動にはそれなりのお金がか

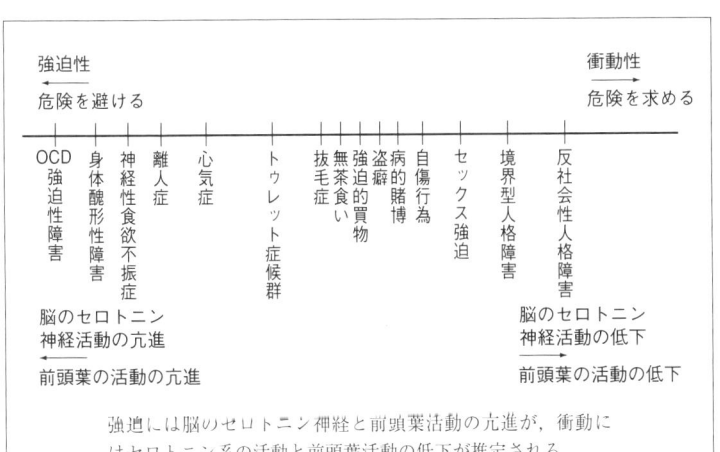

強迫性 ← 危険を避ける　　　　　　　　　　　　　衝動性 → 危険を求める

OCD強迫性障害　身体醜形性障害　神経性食欲不振症　離人症　心気症　トゥレット症候群　抜毛症　無茶食い　強迫的買物　病的賭博　自傷行為　セックス強迫　境界型人格障害　反社会性人格障害

脳のセロトニン神経活動の亢進／前頭葉の活動の亢進　　　脳のセロトニン神経活動の低下／前頭葉の活動の低下

強迫には脳のセロトニン神経と前頭葉活動の亢進が，衝動にはセロトニン系の活動と前頭葉活動の低下が推定される。

図2　強迫スペクトラム障害―強迫性と衝動性を危険の回避と追求という一次元でとらえて各疾患を位置づけたもの（引用　図1と同じ）

かり，OCD治療薬としての認可を得ているSSRIのルボックス（一般名：フルボキサミン）を販売しているソルベィ社からの経済的な支援を受けていることが記されている。良い意味での企業と当事者の連携ではあろう。こうした背景もあってSSRIの処方がますます増えるわけであるが，そこでSSRIとほかの薬との併用の問題が指摘されるようになった。

薬の相互作用と肝臓のチトクロームP450

　ベンゾジアゼピン系の睡眠導入剤として一世を風靡したハルシオン（一般名：トリアゾラム）とグレープフルーツジュースの併用で，ハルシオンの分解が阻害され血液中の濃度が上昇し，副作用が出るおそれが報告され，一時話題となった。ソリブジン事件が大きな社会的問題になったのも，悲劇的な薬の併用の実例である。バイアグラしかりである。服用した薬の吸収，分解，排泄のうち，特に薬の分解を行う肝臓のミクロゾームにあるCYP450酵素の研究が近年急速に進歩している。

　不幸な薬ののみ合わせの実例には事欠かない。アレルギーの治療に用いられるテルフェナジン（商品名：トリルダン），白癬の治療薬ケトコナゾール（商品名：ニゾラール。日本では外用薬のみ）とほかの薬の併用で多くの報告がなされている。致死的な不整脈も出現している。これはフランス語で，トルサードゥ・ドゥ・ポワントゥ（torsades de pointes）症候群と呼ばれている（次章を参照）。

　確かに高齢の患者が訪れると，まずは現在服用しているすべての薬をチェックする必要がある。先日70歳代の女性が，内科を退院してから元気がなく，ようすがおかしいと，家族に伴われて訪れた。うつ病ではないかと心配しての受診であったが，内科，眼科，泌尿器科，整形外科から処方されている薬をのんでいるという。すべて

の薬をチェックして，その多いことに驚いた。糖尿病の薬以外はすべて一時服用を中止してもらったところ，翌週にはすっかり元気になって来院した。

肝臓のチトクローム酵素CYP450においては，図3に示すように基質（酵素の反応のもととなる物質のこと）となる薬が酵素の活性のある部位に結合し，それが酵素の働きによって変換されて生成物が生じる。

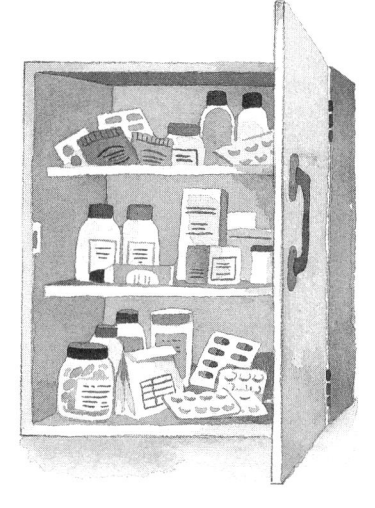

図4に示すように，服用した薬は腸管から吸収されて，まず門脈から肝臓に入り代謝される。CYP450酵素の働きにより生体内で変換されてできた物質は一部は排泄され，一部は活性のある代謝産物として，代謝されずに残ったもとの状態の薬とともに，標的臓器に

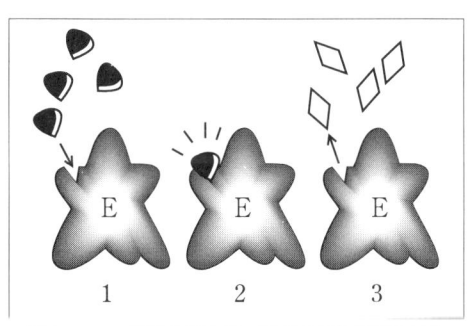

Eはenzyme酵素の頭文字。酵素の活性部位に結合した薬は，その働きによって代謝され，変換される。

図3　肝臓のチトクロームにある酵素の働きを示したもの（S・スタール著『抗うつ薬の薬理』1997）

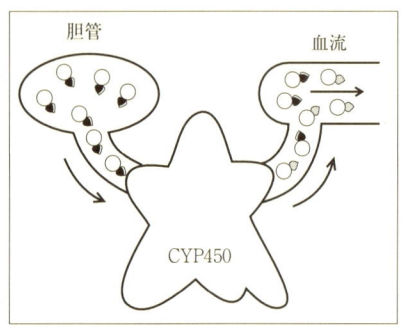

作用して効果や副作用を生じる。これを肝臓の第一次通過効果という。

こころの薬を含めた薬の代謝に関係したCYP450酵素のファミリーには，大きく4つのサブタイプが発見されている。CYP450酵素としては多くの種類があり，すでに30種類以上が知られているが，図5に示すようにIA2（1A2とも表記する。以下同じ），IID6（2D6），3A3/4，IIC19（2C19）などが重要である。こうした重要な酵素であるが，それにはかなりの個体差があり，これをポリモルフィズム（遺伝的な多型性）という。例えばコーカサス

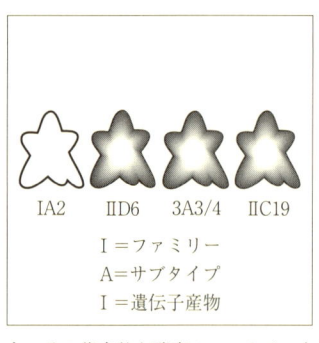

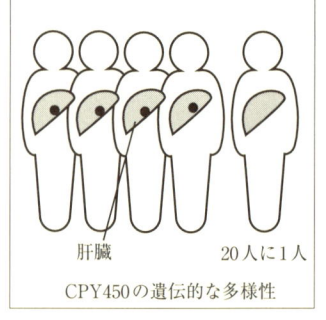

体内に吸収された薬は，肝臓のCYP450の働きによって代謝されてから血液中に入り，標的となる臓器に到達する。

図4　体内に吸収された薬の経路（引用　図3と同じ）

I＝ファミリー
A＝サブタイプ
1＝遺伝子産物

左：その代表的な酵素のファミリーとサブタイプを示している。右：CYP450に遺伝的な違いがあり，例えばIID6という主要な酵素がコーカサス人種の20人の1人で欠落していることを示している。

図5　肝臓の薬物代謝酵素CYP450の多様性と，その働きの個人差
（引用　図3と同じ）

人種（白人）の20人に1人はⅡD6酵素がないといわれている。こうした人たちは別のルートで薬を代謝しているが、その効率はかなり悪く、少量の薬でも血液中の濃度が高くなり蓄積しやすい。

欧米で爆発的に用いられるようになったプロザック（一般名：フルオキセチン）や、パキシル（一般名：パロキセチン）、ゾロフト（一般名：サートラリン）、ルボックス・デプロメール（一般名：フルボキサミン）などのSSRIはCYP450酵素の各サブタイプの働きを抑える作用が比較的強く、ほかの薬との併用で危険な副作用の起こる可能性があり注目されている。例えばIA2で代謝される薬を、その働きを抑えるSSRIであるフルボキサミンと併用すると、図6のようにフルボキサミンによってIA2の活性部位が占拠された状態で、同じくIA2で代謝される薬、この場合は喘息の薬であるテオフィリンを服用するとテオフィリンの代謝が阻害されて、テオフィリンの血液中の濃度が上昇してしまう。多量のグレープフルーツジュースやある種の抗生物質（シプロフィロキサシンやノルフィロキサシン

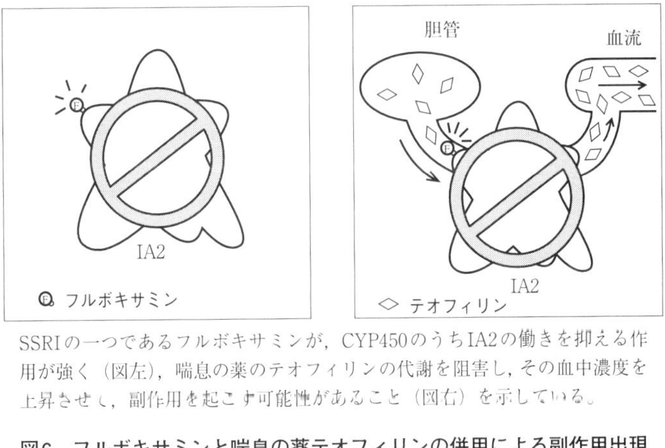

SSRIの一つであるフルボキサミンが、CYP450のうちIA2の働きを抑える作用が強く（図左）、喘息の薬のテオフィリンの代謝を阻害し、その血中濃度を上昇させ、副作用を起こす可能性があること（図右）を示している。

図6　フルボキサミンと喘息の薬テオフィリンの併用による副作用出現のメカニズム（引用 図3と同じ）

など），IA2の働きを抑える。

　本章では，CYP450に対する阻害作用が比較的強く，臨床的にも併用に注意が必要になったSSRIのブームの背景をまず紹介し，薬の相互作用の前半を述べることとした。次章は3A3/4などにおける相互作用を紹介し，いまや無視できない問題となった薬ののみ合わせについて考えてみたい。

抗うつ薬の時代の薬ののみ合わせとチトクロームP450 ―その2―

　　　　　智に働けば角が立つ。情に棹させば流される。
　　　　　意地を通せば窮屈だ。兎角に人の世は住みにくい。
　　　　　　　　　　　　　　　（夏目漱石『草枕』より）

　四苦八苦。最初の四苦が生・老・病・死であることをご存じの方は多いであろう。残りの四苦は次章紹介したいが，人生80年時代，脳も酷使される時代となり，脳が壊れる痴呆ばかりでなく，脳の働きが一時的に低下するうつ病も激増している。

　明治の文豪漱石も『草枕』の冒頭の一節で知られるように，霧のロンドン留学中には神経衰弱に苦しみ，帰国後もハイカラなミルクやパン食など工夫はしたものの胃潰瘍に苦しんでいた姿が描かれている。これに加えて妻にも悩まされた漱石は修善寺の大患で知られる大吐血の後，『明暗』執筆中の50歳に胃潰瘍で亡くなった。石炭を焚かなくなってロンドンの霧は消えたようであるが，現代のH2ブロッカーや抗うつ薬があれば，漱石の悩みもずいぶんと解消し，その作品にも影響があったかもしれない。

　本章では前章に引き続いて，SSRIを中心に，薬物相互作用，すなわち薬ののみ合わせの問題を紹介したい。

心電図のQT延長とtorsades de pointes
―死に至る不整脈

　Torsades de pointesはフランス語で，しいてカタカナにすると「トルサードゥ・ドゥ・ポワントゥ」か。前章でもご紹介したが，頻拍性の致死性の不整脈，つまり死に至る不整脈のことである。症例報告はまだ少ないが，最近にわかに注目されている。心電図のQT時間の延長が薬によって起こり，それが極端になって頻拍性の心室性の不整脈が生じると心電図が特有の波形になるのでこうした名称がついたが，英語でいうとtwisting of pointsということになる。

　以前から抗精神病薬のチオリダジン（商品名：メレリル）やピモジド（商品名：オーラップ）などで報告されていたが，最近は最もよく用いられているハロペリドール（商品名：セレネース他）でも報告がなされている。身体合併症のある高齢患者の報告例が多いが，静脈内投与ばかりでなく，少量の経口投与での報告もある。

　薬物相互作用ではよく登場する抗アレルギー薬のテルフェナジン（商品名：トリルダン）や消化管機能促進薬シサプリド（商品名：アセナリン，リサモール）と，ほかの強力なチトクローム3A3/4阻害作用のある薬との併用によるtorsades de pointes出現の症例が報告され，問題となっている。いずれにしてもtorsades de pointesは，専門医による救急処置がなされないと死に至る危険な不整脈である。

チトクロームP450―
特に3A3/4を介した危険な薬ののみ合わせ

　前章では，肝臓の薬物代謝酵素であるチトクローム酵素CYP450について紹介した。CYP450酵素のうち3A3/4は多くの医師にとって非常に重要な酵素である。というのは，よく使われている薬の多

くがこの3A3/4で代謝されるからである。多くの薬は服用後,腸管から吸収されるとまず門脈から肝臓に入り,このCYP450酵素によって代謝(分解)される。これによって作用のない代謝産物がつくられ,作用のあるもとのままの薬(母化合物)の濃度が低くなるわけである(図1)。

例えばテルフェナジンなどはこの代謝が肝臓で十分行われないと,分解されないままのテルフェナジンの血液中の濃度が異常に高くなり,毒性が出現してしまう。つまりほかの強力な3A3/4阻害薬を一緒に服用していると,高濃度のテルフェナジンが心臓に作用して,致死的な心室性の不整脈 torsades de pointes が生じてしまう。最も強力な3A3/4阻害薬は抗白癬菌薬であるケトコナゾール(わが国ではニゾラールクリームという外用薬のみ)とマクロライド系の抗生物質のエリスロマイシン(商品名:アイロタイシシン,エリスロマイシン)である(図2)。

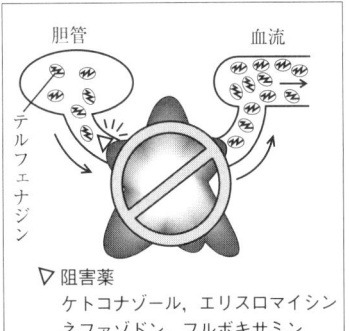

SSRIのうち,フルボキサミン(商品名:デプロメール,ルボックス)は弱い3A3/4阻害作用があり,最も有名なSSRIであるフル

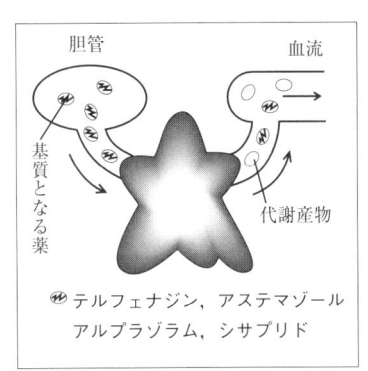

図1 CYP450の3A3/4酵素によって代謝される薬(ステファン・スタール著『抗うつ薬の薬理』1997)

CYP450の3A3/4酵素の阻害作用のある薬と,テルフェナジンを併用すると血中濃度が上昇し,重篤な副作用が出現する。

図2 肝臓の3A3/4酵素阻害作用のある薬による併用薬の中毒症状出現のメカニズム(引用 図1と同じ)

オキセチン(商品名:プロザック)も弱い3A3/4阻害作用を有する。セロトニンの2A受容体阻害作用を有してわが国でも治験が行われている新しい抗うつ薬ネファゾドンも,3A3/4阻害作用を有する(すでに欧米では登場している)。したがって,こうした薬も,血中濃度が高くなるとtorsades de pointesを生じるテルフェナジンやシサプリドとの併用は避けるべきである。

わが国でよく用いられている睡眠導入薬であるトリアゾラム(商品名:ハルシオン)と抗不安薬であるアルプラゾラム(商品名:ソラナックス,コンスタン)はともにトリアゾロ環を有する化合物で,3A3/4酵素で代謝されて一部の母化合物が作用しているため,3A3/4阻害作用を有するフルボキサミンとの併用は避けるか,併用する場合は投与量を減らす必要がある。

3A3/4酵素の自己誘導により酵素活性が高まる —カルバマゼピンの場合

カルバマゼピン(商品名:テグレトール,テレスミン)はもともとてんかんの薬であるが,気分安定薬(ムードスタビライザー)として躁病,躁状態の治療と予防に用いられているほか,分裂病や器質性精神障害の攻撃性や衝動性を抑えるのに有効な薬として広く用いられている。これまでCYP450酵素で代謝される薬や,その働きを抑える薬を紹介したが,カルバマゼピンのようにこの酵素の量と働きを強めてしまう薬もある。カルバマゼピンはCYP450酵素の基質(酵素によって代謝される物質)にもなる

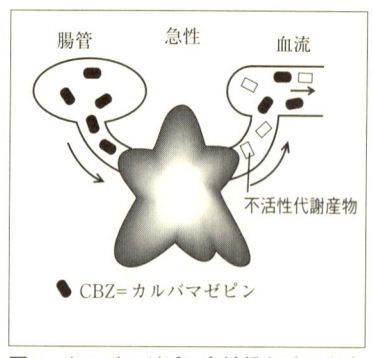

図3 カルバマゼピン急性投与時の血中濃度 (引用 図1と同じ)

し（図3），その活性を高める作用も有する。

カルバマゼピンを投与すると，まずは3A3/4酵素のもともとの活性に従って代謝され，それに応じた血液中の濃度となる。しかし投与を続けると，酵素誘導が生じて酵素の量が増え，活性も高まり，カルバマゼピンの血中濃度が下がってしまう（図4）。したがって一定濃度にするためには，3A3/4酵素の自己誘導が生じるのに合わせてカルバマゼピンの投与量を増やさなければならなくなる。

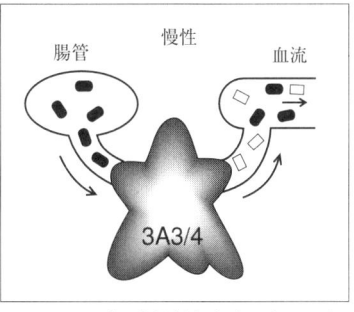

カルバマゼピンを慢性投与すると3A3/4酵素の活性が高まり血中濃度が低下する。

図4 カルバマゼピン慢性投与時の血中濃度（引用 図1と同じ）

薬歴管理と薬ののみ合わせ

薬の選択をするうえで，過去に効果のあった薬というのは重要な情報である。薬のアレルギーもしかりである。これは多少調べればわかる可能性もあるが，薬ののみ合わせとなると，話が別である。多くの医療機関に費用の心配をあまりせずに自由にかかれ，しかも同じ医療機関でもそれぞれの医師が自由に処方できるわが国では，薬歴（ドラッグヒストリー）管理システムが必要となる。今後，薬歴管理システムが進歩すれば，危険な薬ののみ合わせの多くは未然に防ぐことが可能になるであろう。

薬の相互作用にはまだまだ未知の面が多いが，実際に人で実験することは困難なため，欧米では培養した肝細胞を使うシステムが開発されているともきく。現実には薬の相互作用の多くは，学問的興味や，マーケティングの面から行われたもので，臨床の現場でさほ

ど問題にならなかったり，容易に対処できるものが多いのも事実である。

しかし，なかにはtorsades de pointesのように命に関わる絶対に避けなければならない併用もあり油断できない。致死的とまでいかなくても，トリアゾラムやアルプラゾラムとフルボキサミンなどのように，併用によって片方の薬の投与量を減らす必要のある組み合わせもある。フルボキサミンはわが国に最初に登場したSSRIだが，睡眠薬のトリアゾラムや抗不安薬のアルプラゾラムと併用される可能性は高く，注意が必要である。

Mourning workとは喪の仕事のことである。死別によって愛情の対象を失った人は，嘆き悲しみなど一定の心理的プロセスを経ることによって，その喪失を受け入れた新たな生を歩むことが可能となる。筆者もmourning workの途中だが，あいにくのインフルエンザで，解熱剤とH2ブロッカーをのみながら，この原稿を早朝書くというmorning workにもなってしまった。

1. 完全主義をやめる。
2. 自分のミスに厳しすぎるのをやめる。
3. すべてをコントロールしようとするのをやめる。
4. 余計な関わりをもつのをやめる。
5. 自分の体調や健康を無視するのをやめる。
6. ストップして自分や家族のために時間をとる。
7. 見栄を張って助けを求めないのをやめる。

最後にカナダのうつ病の自助グループから送られてきた，うつにならないための7つのストップを自戒をこめて紹介して終わりたい。7つの"ステップ"でなく，7つの"ストップ"である。
　今のところ実行できているのは，7番目のストップぐらいであろうか。

リチウムの謎
―躁うつ病の秘密を解く鍵―

  アレクサンドレ「アンナ，明日という日の時間の
  長さは？」
  アンナ「永遠と1日——」
   （テオ・アンゲロプロス「永遠と1日」より）

 Le temps vécu，生きられる時間は長いようであり，短い。精神病理学者木村敏氏によれば，うつ病の患者の時間はポスト・フェストゥム，すなわち"あとの祭り"で，過ぎたことを悔やみ，先のことを憂い，今を生きられない存在であるのに対して，躁病の患者の時間はイントラ・フェストゥム，すなわち"祭りの中"で，あと先を考えず今しかない晴れのときを生きる存在である。

 冒頭の一節は「旅芸人の記録」や「ユリシーズの瞳」で知られるギリシャのアンゲロプロス監督の最新作の1こまであるが，生きられる時間は物理的な時間とは異なり，病いによっても変わるようである。

 手もとのカナダの躁うつ病のセルフヘルプ・グループから送られてきた会報には，「この人も躁うつ病」ということで，古今東西の芸術家や著名人，最近のロック歌手まで，こんな人もそうであったのかという感じでページを埋め尽くすかのように多くの名前が載せられている。『武器よさらば』や『老人と海』の作者アーネスト・ヘミングウェーしかり，映画「風と共に去りぬ」のヒロイン，スカーレッ

> ト・オハラを演じたビビアン・リーしかりである。もし現在，われわれが手にしているリチウムやカルバマゼピン，バルプロ酸などの躁うつ病の治療薬が存在していたら，この人々の人生は変わっていたであろうが，失うものも多いように思える。とはいえ，こうした躁とうつに翻弄される人々の苦悩もはかり知れないものがある。
>
> そこで本章は，双極性障害すなわち躁うつ病の治療の中心となっているリチウム発見の舞台裏とその効果の謎を探ってみたい。

躁うつ病を生きる

「先生，どうぞ」。長い付き合いの一人の患者さんが差し出したのは，以前にも紹介したケイ・レッドフィールド・ジャミソン女史が自らの病を告白した自伝 "An Unquiet Mind（揺れ動く心）"の翻訳であった。『躁うつ病を生きる』（新曜社，1998）と，いかにもそれらしい邦題で訳されたこの本は，ジョンズ・ホプキンス大学精神科の教授で，躁うつ病と創造性などの研究や，米国国立精神保健研究所の前の所長であったフレデリック・グッドウィンとともに大著『躁うつ病』を著し，躁うつ病研究の世界的な権威として知られる心理学者ジャミソン女史の告白本で，1995年の出版とともに大きな反響と感動を呼び起こしたものである。精神疾患に対する差別，偏見（スティグマ）は洋の東西を問わない（図1）。

躁うつ病研究の大家が，自殺未遂や強制入院も経験した躁うつ病ということで，彼女のカミングアウトは世間の大きな反響を呼び，いまや彼女は躁うつ病の当事者運動のヒーローとなった。彼女の告白本は，同じくうつ病で苦しんだ現代アメリカを代表する作家ウィリアム・スタイロンにちなんだスタイロン賞をはじめ，いくつもの

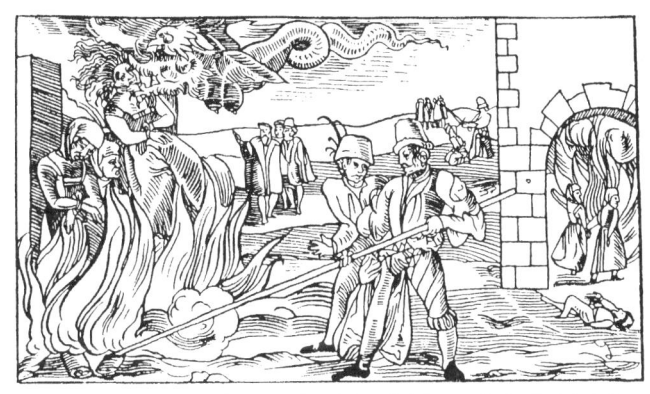

魔女狩り宗教裁判では，多くの精神障害者が魔女として火刑に処せられたことが知られている。

図1　魔女として火刑に処せられた3人の女性を描いた絵
(1555年，デルネブルクにおいて)

賞を受賞している。学生時代から躁うつ病に悩まされた彼女は，この本を発表するまで，病が明らかになることを恐れつつも，自ら躁うつ病研究の第一人者となり，告白後は躁うつ病に苦しむ人々の先頭に立っている。

躁うつ病の原因はなお不明であるが，何らかの脳の機能異常を基盤にして発症するものと考えられ，遺伝子レベルでの研究が進むとともに，各種のムード・スタビライザー (mood stabilizer；気分安定薬と訳されるが，不安を和らげる精神安定剤と混同されやすい) による標準的な薬物療法が確立しつつある。すでに彼女もコンサルタントとして加わって作成された「双極性障害（躁うつ病のこと）患者の治療のための診療指針」(アメリカ精神医学会編, 1994) が作成されている。

躁うつ病の素因となる遺伝子研究といえば必ず登場するのが，ペンシルベニア州の田舎に住むオールド・オーダー・アーミッシュと呼ばれる人たちである。これは電気も使わず，自動車にも乗らず，

質素な黒い服を着て生活しているアマン派のプロテスタント信者である。たしかクリント・イーストウッド扮する映画「ダーティ・ハリー」（？）の一つに、アーミッシュの人たちの村に隠れる設定のものがあったように記憶しているので、ご存じの方もあるかもしれない。この文明生活を拒否し、古い生活のしきたりを頑なに守る人たちはまた、躁うつ病やその他の病気の遺伝研究でも有名である。というのは、このアーミッシュの人たちは、1700年に旧教徒との宗教戦争を逃れて、ドイツ語圏のスイスから逃れてきたアマン派のプロテスタントの12組のカップルを先祖とする人たちだからである。現在では2万人近い人数にまで増えてはいるが、近親での結婚を繰り返しているために遺伝性の疾患が多い。躁うつ病の素因となる遺伝子に関しても、アーミッシュの人たちの協力で研究が行われている。すでにいくつかの疑われる遺伝子が報告され、世界の注目を浴びたが、その後の追試で否定され、研究が続けられている。

　躁うつ病には、本格的な躁とうつを繰り返すタイプ（I型）と、うつを中心に軽い躁を伴うタイプ（II型）の2つのタイプがあり、前者は成人人口の約0.8％といわれる。後者は女性に多く、頻回に再発を繰り返すラピッド・サイクラー（rapid cycler）がよくみられ、問題となっている。発病は10代後半から20代前半で、初回発病時に専門医を受診することはまれで、発症から初回治療までには5〜10年の間隔がある。

　躁うつ病を治療しないと、生涯の間に約10回以上の躁とうつを繰り返すといわれる。未治療の躁うつ病が本人、家族の生活や仕事、人間関係に与えるマイナスははかり知れず、自殺率もかなり高い。単極性、双極性合わせて9,000人以上の患者を調べた研究では、完遂率19％と報告されているが、適切な薬物療法の導入により、自殺が有意に減ることも示されている。

リチウム登場の歴史

すでに紀元4世紀にエフェソスの泉の水が気分の変調に苦しむ人々に有効であったと伝えられているが，この泉の水にはかなりのリチウム塩が含有されいたことが，その後明らかにされている。アメリカの精神医学の教科書のスタンダードであるカプランとサドック編『包括的精神医学教科書』第2版のリチウム療法の冒頭にも，リチウムを含む天然の泉の水が，痛風や消化不良，糖尿病，胆石，リューマチ，湿疹などの病気に効くばかりでなく，あらゆる熱を下げ，腎臓病や喘息に効くという誇大な広告で売られていたことを紹介し，その代表として，マノドノック・リチア泉水の瓶の写真を載せている（図2）。

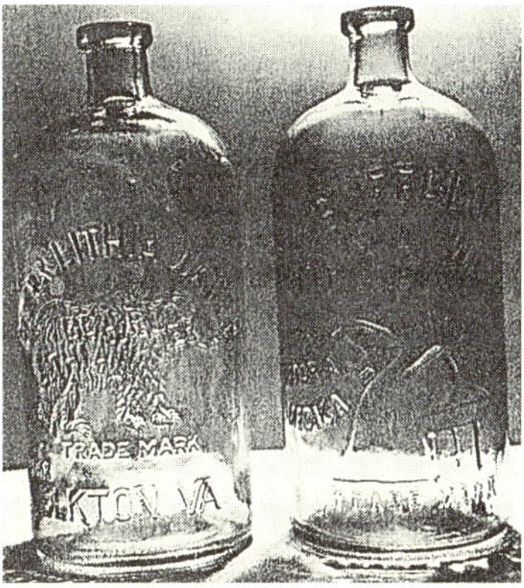

万病に効くと宣伝され売られていた。

図2　リチウムを含む泉の水が入っていた瓶（カプラン，サドック編『コンプリヘンシブ精神医学テキストブック』1989）

ナトリウムやカリウムなどと同じ1価のアルカリ金属であるリチウムは，原子番号3の最も軽い金属元素で，自然界にはリチア鉱石として広く分布しており，ノートパソコンなどにも使われている高性能のリチウム電池の材料としてお馴染みである。リチウムは，生体に多く含まれ生理的機能に重要な役割を果たしているナトリウムやカリウムとは異なり，人体にはごく微量しか存在せず，その役割も明らかでない。

ところが，血液中の尿酸が増加して起こる痛風と躁うつ病との関連を推定したオーストラリアの精神科医ジョン・ケードは，戦後間

もない1949年に躁状態にリチウム塩が有効なことを世界ではじめて発表した。彼の仮説は誤っており，また世界の主流から離れたオーストラリアの医学雑誌に載った彼の研究論文は注目されなかった。さらに不運なことに，高血圧患者の代用塩などとして市販されていた塩化リチウムによる中毒死が相次ぎ，欧米ではリチウム塩は危険な物質とみなされていた。

しかしその後ケードの報告に注目したデンマークのモーゲン・スコー教授らの地道な研究により，1960年代には今日の躁うつ病のリチウム療法の基礎が築かれた。スコー教授がリチウムに注目したきっかけも，長年躁うつ病で苦しんでいた兄弟のためである。

前述のジャミソン女史の自伝には，すでに高名な躁うつ病研究家となっていた彼女が，同じく躁うつ病リチウム療法を確立した学者として名を馳せていたスコーとともに，アメリカ精神医学会の年次総会のシンポジストとして呼ばれ，二人がはじめて出会ったときの逸話が紹介されている。二人は学会をこっそり抜けだし，船でミシシッピー川を下りニューオリンズに向かった。この船旅の途中で，ジャミソンはスコーから，「あなたが躁うつ病を研究する個人的な動機は何か」と聞かれたことが述べられている。当惑するジャミソンに対して，スコーは兄弟が躁うつ病で入退院を繰り返し困っていたときに，オーストラリアのメルボルンの精神科医ケードの論文を目にして，リチウムの研究を始めたことをまず告白した。それを聞いたジャミソンも，自分自身や身内の病気について打ち明けることとなった。その後二人はテーブルナプキンの裏にそれぞれの家系図を書いて，躁うつ病を発症した人は黒く塗りつぶし，自殺や自殺未遂をした人には星印を付けて，見せ合うこととなった。お互いに黒く塗りつぶした四角や丸，星印の多いことに驚いている。ジャミソンは自分自身を示す丸を黒く塗りつぶし，星印を付けるとともに，リチウムで救われたことや自殺未遂などについて長時間話し合って

いる。彼女はスコーに，炭酸リチウムを服用して副作用で苦しみはしたが，リチウムがなければとっくに死んでいるか，いまも入院させられていると語っている。

ところで，わが国へのリチウムの導入は，実はそれほど前のことではない。学生時代に躁うつ病を発症し，数えきれないくらいの入退院を経験した初老の男性患者がプレゼントしてくれた新聞の切り抜きが手もとにある。1979（昭和54）年6月27日付の朝日新聞の化学シリーズ「頭と薬」には，「現在のようなうつ病薬が開発されていたら，ゲーテの『若きウェルテルの悩み』や夏目漱石の『こころ』が生まれていたかどうか」の書き出しのあと，あまりに単純な物質で，製造してももうけにならないと製薬メーカーもなかなか手を出さなかったが，躁・うつ両方に効きかつ予防する新薬として炭酸リチウムが製造承認申請中との記事が載っている。同じ朝日新聞の1980（昭和55）年1月7日付の記事「くらしの科学」には，「躁病に効く炭酸リチウムが今春にも健康保険のきく薬として発売の見通し，副作用防止の条件付き，血液中の薬の濃度で量を決定」と紹介されている。

その後，リチウムのほか，元来てんかん発作の治療薬として用いられていたカルバマゼピンとバルプロ酸にも躁うつ病の治療および予防効果が認められ，現在ではこ

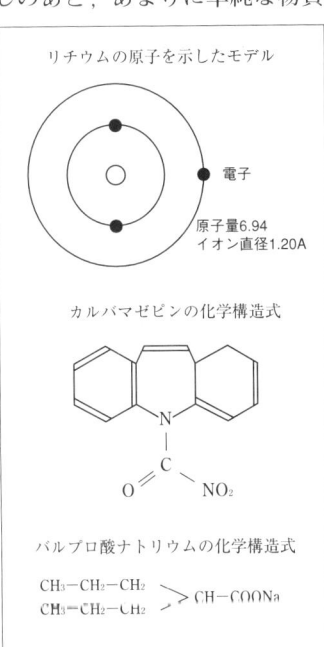

図3 1価のアルカリ金属であるリチウム元素およびカルバマゼピンとバルプロ酸

の3種類の薬物が国際的に標準的な治療薬となっている(図3)。なおバルプロ酸に関しては、アメリカにおいても1995年に躁病治療薬としての認可が正式におりたばかりで、わが国ではまだ躁うつ病治療薬としての適応は得られていない。

リチウム療法の実際

　リチウムの製剤としては、わが国では胃から吸収されやすいように炭酸塩とした、炭酸リチウムの100mg錠と200mg錠の白色フィルムコート錠2種類(商品名:リーマス)のみであるが、外国ではクエン酸リチウムのシロップ剤や、胃腸から徐々に吸収され1日1～2回の投与でよい徐放剤なども製造されている。炭酸リチウムの錠剤を服用すると、胃酸によりすぐに炭酸からリチウムが分離し吸収される。服用後1～2時間で血液中の濃度がピークとなる。リチウムは元素なので、肝臓で分解されることもなく、そのまま腎臓から排泄される。腎臓から排泄されるスピードは腎臓の血流に比例するため、腎血流の低下した高齢者では遅くなる。服用した薬剤の半量が排泄される速度を排泄半減期というが、これが身体に一定の濃度になるまでの時間、中止後身体から排泄されるまでの時間の指標となる。半減期の5倍がいずれも必要な時間の目安である。リチウムの半減期は14～30時間であり、リチウム服用開始後、効果の現れる一定した血液中の濃度になるまでには5～7日間かかる。

　リチウムの血中濃度と治療効果、副作用や中毒との関連は明らかにされており、急性の躁病の場合1日400～600mg(200mg錠で2～3錠)から開始し、効果をみて1,200mg(6錠)まで増量する。金属であるリチウムは、貧血の治療に使われる鉄剤などと同じように、飲みはじめに胃のもたれや吐き気などを生じるため、食後3回に分けて服用する。急性の躁状態の場合は、0.8～1mEq/l(ナトリウム

などと同じ単位）程度が有効濃度といわれるが，日本人ではもう少し低い0.3～0.8mEq/lの濃度で有効である。最初は週1回程度検査する。リチウム服用後効果が現れるのに1週間かかり，2週間ほどで効果が最大となる。重症の躁状態ではリチウム単独での治療は困難で，鎮静作用のすぐ現れるハロペリドールや，躁状態に対する効果に優れたゾテピン（商品名：ロドピン），スルトプリド（商品名：バルネチール）などの抗精神病薬が併用されることが多い。

リチウムは単純な元素であるため，肝臓で分解代謝されることがなく，そのまま腎臓から尿中に排泄される。したがって腎臓の機能の低下した腎不全の患者には用いられないが，それ以外は血中濃度を測定して安全に使用できる。血中濃度は最終服薬の約12時間後，通常朝の服用前に採血した値が基準となるが，1.5mEq/l以上は要注意で，2mEq/l以上の場合はリチウム中毒として，ただちにリチウムを中止し，生理食塩水などを点滴して治療する。2.5mEq/l以上の濃度では昏睡状態となり，けいれんや不整脈が出現して生命にも危険があるので，血液透析により速やかにリチウム濃度を下げる必要がある。リチウム中毒は自殺目的の大量服用のほか，再発予防のため長期に服用している患者が高血圧のため利尿剤を投与され塩分制限した場合や，ひどい下痢や嘔吐などの場合に服用を続けていると起こりやすい。この場合，血液中のナトリウムが減少するが，そうすると腎臓からのリチウムの排泄が低下し相対的に血中濃度が上昇し中毒が生じる。炎症を抑える薬や新しいタイプの降圧剤でも血中濃度が上昇することがある。したがって長期の再発予防療法に入る前には，本人，家族はリチウム療法についての治療教育を受ける必要がある。

リチウムが有効なのは患者の60～80％であり，興奮の激しい重症例や，躁とうつの混在した例，ラピッド・サイクラーにはあまり効かない。またリチウムの効果は躁に比べうつ状態に対しては弱い。

過去に躁の既往のある双極性のうつ病の患者の約80％にリチウムが有効なことが示されているが、効果の出るのも遅く、6〜8週間かかる。実際にはリチウム単独で治療されることは少なく、抗うつ薬が使用される例が多いが、抗うつ薬を用いると躁に移行したり（躁転という）、躁うつの波が多くなってラピッド・サイクラーに移行することがあるので注意が必要で、その場合は、むしろ抗うつ薬の投与を中止したほうが波が収まる。

躁うつ病は再発しやすい疾患で、再発のたびにその間隔が短くなる傾向があるが、高血圧や糖尿病などと同じように、リチウムの服用で再発がかなり抑えられる。おおまかにいえば、プラセボ服用の場合再発率が約80％であるのに対し、リチウムを服用していると30数％と低くなり、躁、うつとも再発までの期間が長くなり、再発してもその症状が軽く期間が短くなる。リチウムを長期に服用して再発を予防する場合は、十分な服薬指導を受け、定期的に血中濃度をチェックする必要がある、通常0.3〜0.6mEq/l程度の低めの濃度で予防効果があるが、個人差がある。

リチウムは甲状腺の働きを抑えるため、長期服用すると軽い甲状腺機能低下症が生じることがある。服用開始後半年から1年半で、5〜35％の頻度で出現する。特に若い女性に出やすいので、甲状腺ホルモンのチェックとともに甲状腺の腫れに注意が必要である。リチウムは腎臓における抗利尿ホルモンの作用を抑えるので、長期に服用していると尿量が多くなり尿が薄くなる傾向がみられるが、特に問題はない。リチウムは胎盤を通過し、母乳に移行するので、妊娠中や授乳中は中止しなければいけない。手の震えもよくみられるが、βブロッカーが効く。

リチウムがなぜ躁、うついずれにも効くのかは不明だが、躁うつ病の病態生理解明の鍵となるため膨大な研究が行われている。現在までにリチウムは脳のセロトニン神経終末からのセロトニンの遊離

を促進する一方で，長期投与により受け手である神経細胞の細胞膜にあるセロトニン受容体の感受性を低下させることや，神経細胞内の情報を伝達する経路であるアデニル酸サイクレースの働きを抑えるとともに，もう一つの代表的な情報伝達系であるイノシトール-3-リン酸の再利用を抑え，その伝達を抑えることがわかっており，特にこの作用が注目されている。こうした複雑な作用により，リチウムは神経細胞の過度の興奮や抑制を防ぎ，バッファーとしての働きをして効果を発揮するものと推定されている。

リチウムを追う新しい気分安定薬

カルバマゼピン

リチウムとともにわが国で躁状態の治療，躁うつ病の再発予防薬として認可されている薬剤にカルバマゼピンがある。カルバマゼピンは代表的な三環系抗うつ薬であるイミプラミンに化学構造の似た抗てんかん薬で，強直間代けいれん発作のほか，精神運動発作，三叉神経痛などにも有効な，効果の幅の広い薬剤である。神経細胞の興奮を抑えるガンマアミノ酪酸の受容体に作用して効果を発揮すると推定されているが，躁うつ病に対する効果発現の機序は明らかではない。カルバマゼピンの躁病に対する効果がわが国の精神科医によって発見されたのは特筆すべきことで，その後大規模な追試が行われ，その有効性が確認されている。

カルバマゼピンは鎮静作用に優れ，リチウムの効かない典型的でない躁病の例を中心に，単独および併用で用いられている。100mgと200mgの2種類の錠剤のほか，散剤がある（代表的な商品名としてはテグレトールやテレスミン）。リチウムほど血中濃度と効果との関連は明らかではないが，中毒濃度になると運動失調や複視などが生じる。通常1日100mgから1,000mgの範囲で用いるが，てんか

んの場合の有効濃度4〜12μg/mlをこえると、こうした副作用が出る。カルバマゼピンは躁うつ病のうつにも有効といわれるが、データは少なく単独で用いられることはまれである。再発予防効果も確認されているが、研究はリチウムよりも少なく、併用している場合が多いため、さらに検討が必要である。カルバマゼピンは投与初期に骨髄の働きを抑え、白血球数を低下させ、まれに発熱、肝機能障害を伴い、全身の皮膚粘膜が剥奪する重症の薬疹（スティーブンス・ジョンソン症候群）を起こすことがあるので、最初の2〜6カ月は注意が必要である。カルバマゼピンは肝臓の薬物分解酵素の働きを高め、ほかの薬剤の血中濃度を下げる一方、カルシウム拮抗薬などの併用で血中濃度が上昇するので注意が必要である。

バルプロ酸

そのほかに、わが国ではまだ躁うつ病の治療薬として認可されていない薬剤にバルプロ酸がある。バルプロ酸は、神経細胞の興奮を抑えるガンマアミノ酪酸による神経伝達を促進するとともに、神経細胞を興奮させるグルタミン酸の受容体を抑え効果を発揮する抗てんかん薬で、短時間の意識喪失を示す子どもの小発作、外傷後のてんかん発作など種々の発作に用いられている。

バルプロ酸は軽い躁とうつを1年間に4回以上繰り返し、治療の難しいラピッド・サイクラーに特に有効で、単独ないしリチウムやカルバマゼピンとの併用で用いられている。わが国ではまだ正式に治療薬として認められていないが、アメリカでは1995年に、急性の躁病の治療薬としてFDA（アメリカ食品医薬品局）の認可が得られている。うつに対する効果や再発予防効果に関してはまだ十分なデータがない。バルプロ酸には錠剤、散剤のほかシロップ、徐放剤もある（商品名：デパケン、バレリン、ハイセレニン）。

てんかんの場合50〜100μg/mlの血中濃度が有効濃度だが、躁

病の場合は濃度との関連は明らかではない。通常1日200〜1,200mg程度を用いる。初期に吐き気や下痢などの胃腸症状が生じる。まれに重症の肝障害を起こすことがあるが、比較的副作用の少ない薬剤である。

その他の気分安定薬

このほか、睡眠薬や抗不安薬のほとんどがこれに属するベンゾジアゼピン系の薬剤のうち、抗てんかん薬として用いられているクロナゼパム（商品名：ランドセン、リボトリール）は鎮静作用に優れ、急性の躁病に対して、ほかの薬剤と併用で用いられる。降圧剤としてよく用いられているカルシウム・チャンネル拮抗薬も躁病に有効との報告があり、標準的な治療に反応しない例を中心に今後の研究が期待されている。

そこでリチウムの効かない人たちのために、アメリカではカルバマゼピンやバルプロ酸と同様に元来てんかん発作の治療薬として開発された薬剤であるラモトリジンやギャバペンチンの効果が研究さ

表1　双極性障害の治療に用いられる薬　　　　　（　）内は商品名

気分安定薬
　　リチウム（リーマス）
　　カルバマゼピン（テグレトール）
　　バルプロ酸（デパケン、バレリン）〔わが国ではまだ適応がない〕
定型抗精神病薬
　　ハロペリドール（セレネースなど）
　　ゾテピン（ロドピン）〔欧米では非定型に分類される〕
　　スルトプリド（バルネチール）など
非定型抗精神病薬
　　クロザピン〔わが国ではまだ登場していない〕
　　オランザピンなど〔わが国ではまだ登場していない〕
欧米で開発中の薬
　　ラモトリジン
　　ギャバペンチンなど

れ，注目されている。さらに非定型抗精神病薬と呼ばれるクロザピンやオランザピンの躁病に対する有効性も示され，続々と双極性障害に対する新薬の臨床試験が行われているが，わが国では新薬の臨床試験自体が困難となっているため，新薬の開発は進まない（表1）。

　　　　　　　　　＊＊＊＊＊＊＊＊＊＊＊＊＊

　アーミッシュの人たちが住むアメリカのペンシルベニア州にあるピッツバーグ大学は臓器移植で有名であるが，躁うつ病の研究でも大きな成果をあげ，当事者も数多く参加する双極性障害の国際会議を開催しており，1999年6月にも第3回の会議が開かれ著者も出席した。

　最近リチウムの効果に疑問を投げかける論文が英国精神医学雑誌に掲載された。リチウムを服用しても，予想以上に再発が多いというものである。しかしジャミソンがリチウム服用の13箇条をその自伝で紹介しているように，きちんと服用しない（服薬非遵守〔ノンコンプライアンス〕）ための再発が非常に多く，リチウムの有効性を過小評価している。著者の経験でも，

1）　1回も忘れずにのむつもりになること。
2）　バイオリズムを乱すような飲酒をしないこと。
3）　元気になってもやりすぎないこと。

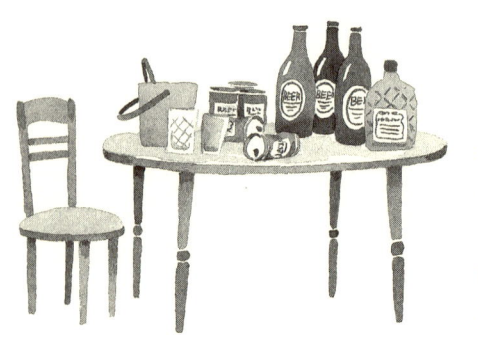

の3つを守ってもらい，多くの方たちが平穏な生活を続けている。

　人生の四苦八苦，最初の四苦は生・老・病・死であるが，残りの四苦を本章で

紹介することになっていた。すなわち人生においては愛する人とは必ず別れがあるということ，嫌な人には必ず出会うこと，求めるものはなかなか得られないということ，すべてのものは苦に満ちているということ，の4つである。なるほどと思うが，老いや病もつらいものである。躁うつ病もなかなかやっかいな病気であるが，リチウムを上手に使えば多くの人々が救われるのも事実である。

エビデンスを売れ
―話題のアルツハイマー病治療薬を探る―

　　　お姥捨てるか裏山へ
　　　裏じゃ蟹でも這って来る
　　　　　　　　　　（深沢七郎『楢山節考』より）

　「昭子さん，警察を呼んで下さい。暴漢です。暴漢が家に入りました」「夢でも見たんでしょう，お爺ちゃん。この家は戸締まりがきちんとしているから泥棒なんか入りませんよ」。痴呆老人を抱える家ではどこでも繰り返される光景であるが，これは1972（昭和47）年に発表された有吉佐和子の小説『恍惚の人』の一節である。

　三島由紀夫の衝撃的な割腹自殺，東大安田講堂の陥落の記憶もいまだ覚めない当時，痴呆性老人の介護の問題提起の先駆けとなった小説で，「恍惚の人」はその年の流行語ともなったが，作者の有吉佐和子は多量の睡眠薬の服用により，今日の介護の時代を待つことなく世を去った。

　冒頭の歌は戦後が終わったといわれて間もない1956（昭和31）年に，日劇ミュージックホールのギタリストであった深沢七郎が発表した『楢山節考』の一節であるが，第1回中央公論新人賞の当選作となったもので，選者であった戦後文学の旗手，伊藤整や武田泰淳，三島由紀夫に大きなショックを与えた作品である。姥捨て伝承を題材にしたこの短編はその後映画化され，主役のおりんばあさんを演じた歌手の坂本スミ子は，おりんを演じるために前歯を

> 何本も抜き大きな話題となった。
> 　姥捨ての時代から，老いてもいつまでも生きながらえ，呆けを心配する時代がこんなにも早く登場するとは，誰が予想したであろうか。いまや痴呆は21世紀最大の医療のマーケットとして登場することとなったのである。
> 　そこで本章では，急増するアルツハイマー型痴呆の治療薬として欧米で広く用いられ，わが国でも登場間近の薬剤であるドネペジルについて，その有効性を，登場の背景とともに検証してみたい。

アルツハイマー病

　団塊世代の高齢化を待つことなく，すでにわが国は世界の歴史に例のない急速な高齢化を迎えており，老いとともに痴呆は避けて通れない問題となってきている。厚生省の発表では，痴呆性老人の数は1995年で126万人，10年後には200万人にも達すると推測されている。老人の原宿などとも呼ばれる巣鴨のとげ抜き地蔵にはボケ封じにお参りする高齢者の数も多いし，全国にはボケ封じをうたい文句にしたお寺も増えている。『トムソーヤーの冒険』や『ハックルベリフィン』で知られるマーク・トゥエーンは，100万ドル紙幣や全く年をとらない男の話など，皮肉とエスプリのきいた大人の短編も数多く発表している。そこには，周囲が次々と年をとり世を去っていくのに全く年もとらず呆けもしないのも地獄のような人生であることが描かれている。

Aさんの悲劇

　初老の特定郵便局長のA氏を妻が伴ってきたのは，十数年以上も昔のことである。妻が乳ガンの手術のため短期間入院して戻ってみ

ると，それまできちんとできていた帳簿や書類が滅茶苦茶になっており，あわてて来院した。妻が入院する前の7月までは特に問題もなく局長の事務をこなしていたのに，わずか1カ月もしないうちに急速に痴呆が進行していた。にこにこと人の良さそうな笑顔を浮かべるA氏であったが，ひとたび型どおりの痴呆をチェックすると全く答えられず，初老期のアルツハイマー病特有の言語の異常の症状である言語間代が出現した。これは筋肉の間代であるミオクローヌスと同様に，語尾が何回も反復されてしまうものである。「どこで生まれましたか？」「○○で生まれたん，たん，たん，たん，たんですよ」。いいながら笑うA氏であったが，病状は深刻であった。

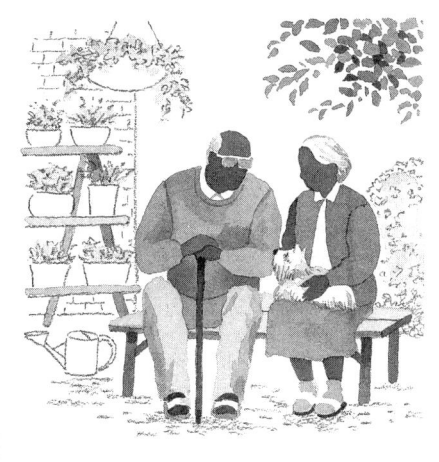

　入院したA氏は，入浴すると服を置いた場所がわからずパニックになって全裸で探し回ったり，着替えをしようとすると衣服の着方がわからなくなって，長時間かけてやっと出てきた姿をみると，ズボンの上にパンツをはきワイシャツの上にシャツを着ているありさまであった。鏡に向かってネクタイを結ぼうとしても，どうしてよいかわからず1時間以上もかけて悪戦苦闘した末に，首に直接結んで現れた。着衣失行と呼ばれる，初老期のアルツハイマー病特有の症状であった。

　初老といっても50代前半，子どもたちもやっと独立したばかりのA氏の急速な痴呆の進行を妻は受け止めることができず，何か脳の外科的な処置でよくなるのではないかと，かすかな期待を抱き転院したのは，臨床的にアルツハイマー病であろうと診断が下された直後のことであった。風の便りに脳血管撮影をしたりしたあと，さ

らに痴呆が急速に進行し,嚥下性肺炎で死亡したと聞いたのは,受診後1年もしない翌年のことであった。

アルツハイマー型老年痴呆の急増

アルツハイマーとカミングアウトしたレーガン元大統領もすでに見る影もないほど痴呆が進行していると聞く。アルツハイマー型痴呆の急増するアメリカでは,孤発性のものを発症の年齢に関わらずアルツハイマー病とまとめているが,わが国では65歳以下で発症するものをアルツハイマー病,それ以降の発症をアルツハイマー型老年痴呆(SDAT)としている。初老期に発症するアルツハイマー病の数は少ないが,進行はA氏のごとく急速であるのに対し,SDATの進行は遅く,寝たきりになるのは7～8年後といわれる。日本では脳血管性の痴呆が多く,約40%を占め,アルツハイマー型の痴呆は約30%,混合型が約20%,残りの10%がその他といわれる。最近ではアルツハイマー型痴呆が増加しており,欧米同様にその比率が逆転するのもそれほど先のことではない。

アルツハイマー病の病理とアセチルコリン低下説

アルツハイマーの報告

アルツハイマー病が最初に報告されたのは,今から90年以上も昔の20世紀初頭のことである。フランクフルトの神経病理学者であったアルツハイマーは,50代で急速に痴呆が進行し死亡した女性の症例の臨床経過と病理学的所見を報告した。解剖により脳全体が異常に萎縮して小さくなっており,特に大脳皮質全般に顕著な萎縮が認められ,病理学的には,著しい神経細胞の脱落と,老人斑と呼ばれる斑状の沈着物が多数みられるとともに,神経原線維変化と呼ばれる異常な線維状のものが変性した神経細胞の中に認められるの

が特徴的であった。傑出人の脳としてホルマリン漬けになって保存されている夏目漱石の脳は2,000g近くもあるが、通常は1,500g前後である。これに対して、アルツハイマー病患者の脳は1,000g以下、ときには800g以下にもなってしまう。すなわち神経細胞が顕著に消失し、神経細胞の間に銀染色で斑状のシミとして観察できる異常な沈着物（βアミロイドやアポリポ蛋白E4などで構成されている）である老人斑がみられるとともに、神経細胞が死滅した墓標ともいえる銀染色で黒褐色に染まる異常線維（異常にリン酸化したタウ蛋白）、すなわち神経原線維変化が神経細胞内に認められる。

こうした変化は短期の記憶の中枢といわれる海馬を中心、情動に関与している大脳辺縁系や、種々の認知機能に重要な役割を果たす頭頂葉－後頭葉－側頭葉の移行部、ドネペジルなどの薬剤の開発のターゲットとなっているアセチルコリン作動性の神経細胞の細胞体が集まる起始核であるマイネルト基底核に強くみられる。これ以後、初老期にみられる大脳の全般的な萎縮が認められる痴呆は、アルツハイマー病（一昔前はアルツハイマー氏病と呼んだ）と呼ばれることとなった。

アルツハイマー病のコリン仮説

欧米でアルツハイマー病が増加するとともに、まずは脳の各種神経伝達物質の異常が検討された。1970年代にはいくつかの研究グループからアルツハイマー病患者の死後脳ではアセチルコリンを神経伝達物質とするコリン作動性神経の異常が認められることが報告された。すなわち患者の大脳皮質では、アセチルコリンの合成酵素であるコリンアセチルトランスフェラーゼの活性が、同年齢の痴呆のない対照患者の脳に比べて異常に低下していることが明らかにされた。さらにアルツハイマー病患者の大脳皮質のコリンアセチルトランスフェラーゼの活性の低下と知能検査でみた認知機能の低下が相

関していたことが示され，アルツハイマー病のコリン仮説としてにわかに注目されることとなった。

実際，三環系抗うつ薬をはじめとして，脳のムスカリン性と呼ばれるアセチルコリン受容体のサブタイプの阻害作用の強い薬を高齢の患者に投与すると急に呆けたようになり，いわゆる抗コリン性せん妄と呼ばれる状態が起こることがある。さらに同じく抗コリン剤であるスコポラミンの投与で健忘が惹起されることが知られていた。このように臨床的にも脳のアセチルコリンと認知機能に関連のあることが知られていたために，アルツハイマー病のコリン仮説はにわかに大きな注目を浴びることとなり，アルツハイマー病患者の脳のアセチルコリン濃度を薬物の投与で高めれば，痴呆の中核となっている症状である記憶障害を改善することができるのではないかと期待され，多くの薬剤の開発が行われた。

脳のシナプス間隙におけるアセチルコリン濃度を高める方法として，次の手段が考えられた。

1) 神経終末からのアセチルコリンの遊離を促進させる。
2) アセチルコリンの分解を阻害してシナプス間隙のアセチルコリン濃度を高める。
3) シナプス後膜にあるアセチルコリンの受容体を刺激する薬剤すなわちアゴニストを投与する。

いずれも薬剤の開発競争が行われたが，特に2番目のアセチルコリンの分解酵素であるアセチルコリンエステラーゼの働きを阻害する薬剤がまず登場することとなった。

タクリンの失敗とドネペジルの登場

タクリンの失敗

コリン仮説に基づいて，まず世界最初のアルツハイマー病治療薬

として欧米で登場したのはテトラヒドロアミノアクリジンすなわちタクリンであった。アセチルコリンエステラーゼ阻害薬であるタクリンは1993年にアメリカ，カナダ，欧州で認可された。承認のもとになった臨床試験では，1日最大160mgを投与して6カ月経過をみたところ，最高で30％の患者に認知機能の改善が認められた。実施された10の臨床試験で，中等度の全般的な改善と軽度の認知機能の改善が認められたのはわずか3つの試験だけで，その薬効も確実なものではなかった。タクリンは末梢，特に消化管にある副交感神経の神経終末においても，アセチルコリンの分解を阻害してその濃度を高めるために，消化器系の刺激症状である悪心や嘔吐，下痢などの症状が出やすいのも欠点で，5人に1人に出現した。さらにタクリンの欠点は肝機能障害を起こすことで，投与された患者の4割近くに肝臓のトランスアミナーゼの上昇が認められ，2％の患者に重篤な肝毒性が認められた。

　タクリンは，アメリカでは認知（cognition）にひっかけて，コグネックス（cognex）の商品名で売り出されたが，こうした副作用のために広く使用されることにはならず，イギリスでも申請は出されていたが，実際に承認されたのは本章のテーマであるドネペジルとほぼ同時であった。

ドネペジルの登場と成功

　タクリン同様に脳のアセチルコリンエステラーゼを阻害して，大脳皮質のシナプス間隙のアセチルコリン濃度を高め，アルツハイマー病の痴呆症状，特に認知機能を改善しようとして開発された薬剤が塩酸ドネペジル（商品名：アリセプト）であった。タクリンが末梢のアセチルコリンも高めて悪心や嘔吐，下痢などの消化器症状を高頻度に出現させ，しかも肝毒性もあるため，こうした副作用がなく，より中枢神経系にだけ作用する薬剤の開発が行われた。ドネペ

ジルはわが国のエーザイが開発し、日本でも申請中で発売間近といわれるが、開発時のコードE2020から、関係者の間では「イーのニーマル、ニーマル」と呼ばれ、その登場が期待されている薬剤である。

個人輸入されるドネペジル

ドネペジルは現在世界三十数カ国で、軽症から中等症のアルツハイマー病の治療薬として認可され、広く用いられている。アメリカでは、アリセプトという商品名で、バイアグラを開発したファイザー社により共同開発され、大きな成功を収めている。いまだ認可されていないわが国にも、インターネットなどを通じてかなりの量が個人輸入されている。

インターネット上には、多くの個人輸入代行のホームページが存在する。あるホームページには、アルツハイマー型痴呆は、主に初老期から老年期に発症し、記憶力の低下、行動の変化、さらには言語障害や運動機能の障害へと進行する脳の変性疾患で、世界では800万人以上のアルツハイマー病患者がいること、アリセプトは日本のエーザイが開発した全く新しいアセチルコリンエステラーゼ阻害剤で、日米欧の3極で臨床開発が進められ、世界30カ国以上で製造販売されていることや、アリセプトが記憶と学習に関与している神経伝達物質アセチルコリンを分解する酵素であるアセチルコリンエステラーゼの働きを阻害することによって、脳内のアセチルコリンの濃度を高め、軽度から中等度のアルツハイマー病患者の認知機能を賦活し、全般臨床症状を改善することが期待されていること、アルツハイマー病の存在と進行度合を判定する方法として、ADAS値という評価法があり、この値は1～70まであって、高いほど悪化を示すこと、54～94歳までの男女1,200人（平均74歳）による臨床試験では、ADAS値は1年に6～12ポイント改善できることがわか

ったこと，副作用として5mg錠服用者の1％，10mg錠服用者の3％にむかつき感，5mg錠服用者の1％未満，10mg錠服用者の3％に下痢，5mg錠服用者の1％未満，10mg錠服用者の2％に嘔吐が起こることなど，アルツハイマー病の概要，ドネペジルの開発や薬効，副作用などが簡潔にまとめられている。

さらに「売れてます」というタイトルのあとには，「FDAの承認を受けた処方薬で，アメリカの医師免許を有する専門医の診断と処方箋が必要です」と但し書きをしながら，「日本のお客様に合法的にしかも安価にアリセプトを入手するためのシステムを用意しました」などと宣伝している。値段は業者によって異なるが，1錠1,000円前後，1カ月分で3万円以上であり，申し込みから10〜14日間で入手できる。

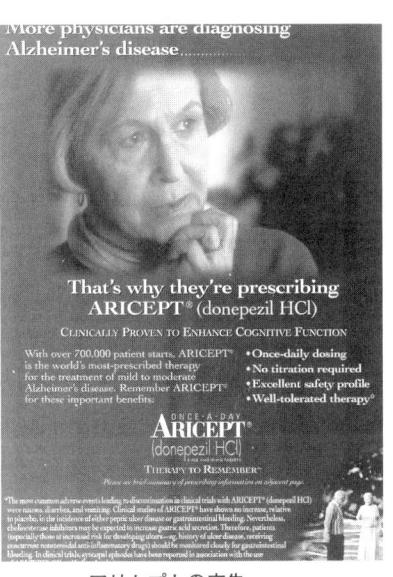

アリセプトの広告

アメリカではバイアグラを開発したファイザー社が販売しているため，その宣伝も老夫婦が手をとって助け合う写真が載っていて，中年のカップルが踊っているバイアグラの宣伝に似ている。アリセプトは軽症から中等症のアルツハイマー病の第一選択薬であること，1日1回の服用で認知機能を増強することが証明されていること，24週間の臨床試験では5mgと10mg服用患者のいずれにおいても有意な改善が認められ，中止すると悪化すること，25万以上の処方がなされ，患者によっては5mgから10mgに増やして改善する場合のあることなどが示されている（日本では，欧米よりも少ない3mgと5mgの錠剤が発売されている）。キャッチコピーは"therapy to remember" である。

ドネペジルの効果

それでは、ドネペジルの効果は実際どの程度のものであろうか。現時点で4つの臨床試験の結果が発表されているが、すべてアメリカで行われたものである。欧州とカナダの多施設で行われた臨床試験も公開されている。アメリカでは、第二相試験と呼ばれる試験の結果が学術雑誌に発表された段階の1996年の11月に承認されている。申請が1996年3月であったので、わずか8カ月という短期間での承認であった。

プラセボとの二重盲検法による24週間の比較試験の結果を紹介する。対象は軽度ないし中等度のアルツハイマー型痴呆の患者473人で、患者を無作為に3つのグループに分け、プラセボ（162人）、ドネペジル1日5mg投与（154人）、ドネペジル1日10mg投与（157人）を6カ月投与して、効果と副作用をみたあと、プラセボにすべて置き換えて6週間観察し、症状がどう変化するか検討したものである。薬効を評価する方法としては、認知機能、特に記憶障害改善の指標の評価尺度としては、ADAS－cog（アルツハイマー病評価尺度認知サブスケール）というスケールが用いられ、全般的な状態の評価にはCIBICという臨床全般評価のスケールが用いられた。

その結果をみると、図1に示すように、5mg投与群と10mg投与群ともにプラセボ群と比較して有意に認知機能の改善と全般改善度の改善が持続し、投与後12週、18週、24週ではプラセボが投与された患者と比べて有意な差が認められている。プラセボが投与された患者でも6週間後には一時的にスコアの改善がみられているが、その後は時間とともに悪化しており、24週後には平均2点近く悪化している。これに対してドネペジルを投与された患者では、6週後には平均2点近く改善し、24週後においても平均1点以上の改善が

ADAS-cog

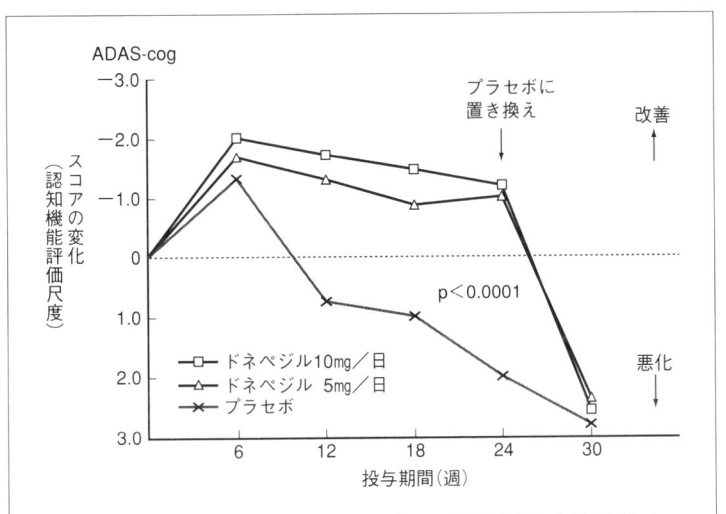

グラフ:
- ドネペジル10mg／日
- ドネペジル 5mg／日
- プラセボ

縦軸：スコアの変化（認知機能評価尺度）、上方向が改善、下方向が悪化
横軸：投与期間（週）6, 12, 18, 24, 30
24週でプラセボに置き換え
p＜0.0001

ドネペジル1日5mgと10mgを投与すると、プラセボが投与された患者に比べ、有意に改善が持続していることがわかる。24週後にプラセボに置き換えると、6週後にはプラセボが投与された患者と同じレベルまで悪化することが示されている。

図1 ドネペジルの宣伝にアメリカで用いられているデータ

持続している。ただし5mgが投与された患者と10mgが投与された患者の間で、明らかな効果の違いは認められなかった。24週後における、プラセボが投与された患者とドネペジルが投与された患者との間の、投与前の得点からの変化の差はおおよそ3点である。ドネペジルが投与された患者を24週後にプラセボに置き換えると、30週後にはプラセボ投与群と同じレベルまで悪化したことから、投与継続中のみ改善がみられることが明らかにされている。

ドネペジルは、先行したタクリンに比べて、末梢のアセチルコリン作動性の神経におけるコリンエステラーゼに対する作用が弱く、悪心や嘔吐、下痢などの副作用が少なく、特にタクリンで問題になった肝毒性が弱く、実際肝機能障害もほとんど認められないことが

示されている。

　現在，欧州では同じくアセチルコリントランスフェラーゼの阻害剤であるリバスチグミンやガランタミンという薬剤も，すでに承認されている。そのほかにも同様の薬理作用の薬剤としてメトリフォネート，エプタスチグミンなどの開発が行われている。日本で開発されたイデベノンやジフォシロン，キロスティグミン，メラミリンなどのほか，グルタミン酸系に作用するメマンチン，ビタミンEとモノアミン酸化酵素阻害剤であるセレンジン，イチョウの葉の成分であるGingko biloba，カルシウム拮抗剤であるサベルゾールやニモジピン，女性ホルモンであるエストロジェンなど種々の薬物の効果が試されている。

最近の遺伝子レベルでの病因研究

　現在はアルツハイマー病の原因の解明に関する研究は急速に進歩し，遺伝子レベルで神経細胞の脱落のメカニズムが明らかにされつつある。アルツハイマー病患者の脳に数多くみられる老人斑はアルツハイマー病の本質的変化と考えられているが，主にβアミロイド蛋白によって構成され，これはアミロイド前駆体蛋白から代謝されてつくられる。正常のβアミロイドは40個のアミノ酸から構成されていて，可溶性ですぐに細胞外に分泌される。これに対して，アルツハイマー病患者では42個のアミノ酸からなる異常なβアミロイドが産生され（これはAβ42と呼ばれる），神経細胞内に沈着し，神経細胞死を引き起こすと考えられている。Aβ42の産生と沈着にはダウン症との関連で知られる21番染色体の異常のほかに，プレセレニン蛋白（1番と14番の染色体が関与），アポリポ蛋白Eの異常（19番染色体が関与）が関与していることが推定されている。こうした遺伝子レベルでの研究によって，現在では神経細胞の脱落そのものを防止する治療法の開発が期待されている。

いまや「エビデンスを売れ」は世界の製薬メーカーの基本戦略となっているが，果たしてセールスコピーのごとく失われた記憶を呼び戻し，QOL（quality of life）を改善するのであろうか。総得点70点のスケールで3点程度の違いは大きな一歩なのであろうか。わが国で行われたドネペジルの臨床試験の結果はまだ公表されていないが，臨床試験の難しさもあってか，必ずしも期待どおりの結果ではないと聞いている。

コリン仮説に基づいたドネペジルなどの薬剤は対症療法であり，治療薬の第一歩にすぎないが，アメリカの臨床試験のデータをみる限りでは，ドネペジルは現在全く治療薬のない多くのアルツハイマー病患者の認知機能ばかりでなく，認知機能以外の日常生活の機能に好影響を与え，介護のレベルを軽減する可能性があることが示されている。

二度童子（にどわらし）などと，呆けも老いの一つとして受け入れるには，アルツハイマー病患者とその家族の実態はあまりに深刻である。アメリカでは急増するアルツハイマー病に対して，国をあげて健やかに老いる対策を講じていることが報道されている。

プラセボ効果の呪い
―壁にぶつかる新薬開発とアメリカ新薬事情―

> プラセボplacebo：placere[ラテン語]「人の気に入る，人を喜ばす」の直説法未来一人称単数形

アメリカにおける新薬開発，特にうつ病や不安障害の新薬開発が大きな壁に突き当たっている。新聞広告などで募集した患者を対象に，新薬の開発をしようと思っても，プラセボで良くなってしまう患者の数が年々増加し，プラセボにまさる薬効を示すことが困難になってきている。

新薬の開発に欠かせない臨床試験も，アメリカでは大きなビジネスとして，大学の関連病院などから，試験が迅速に進めやすい開業医グループなどに急速に移行しているが，先日もその信頼性と倫理性に疑問を投げかける指摘がなされていた。

西洋医学では良くならない慢性の不調を抱えた多くの人たちが，代替医療，民間医療などの"癒し"をキーワードにした全人医療に救いを求めるようになっている。アメリカでは，うつ病の治療薬としてセイヨウオトギリソウのハーブであるSt.John's wortがよく知られており，プラセボとの薬効比較が計画されている。

プラセボ，プラシーボはラテン語が語源で，「わたしはあなたのお気に入るでしょう」といった意味である。なぜか「偽薬」と訳されてわが国に紹介されたため，マイナスのイメージがあるが，医療の歴史，医薬の歴史は実はプラセボ

の歴史といっても過言ではない。現在は，安全性とともに，プラセボよりも効くことを科学的に証明することが医薬開発の不可欠の条件となっているが，日本ではプラセボの使用が困難で，国際化の流れの中で大きな課題となっている。

　本章では，大きな話題となった画期的な抗うつ薬開発の挫折のエピソードと，今アメリカでよく用いられている，こころの病の治療薬を紹介してみたい。

期待の新薬開発の挫折

　メルクマニュアルで知られる，アメリカのメルク社が開発した新しい抗うつ薬のデータが1998年秋に発表されると，メルク社の株は急上昇した。多くのメーカーが，従来のこころの薬が作用するセロトニンやノルアドレナリン，ドパミンなどの神経系以外に作用して，こころの病に効く薬を開発しようとしている。メルク社は，サブスタンスP（アミノ酸がいくつか結合したペプチドの一種）と呼ばれる，痛みや情動などに関係した神経の伝達物質の受容体をブロックする薬を開発した。これまで多くのメーカーが，このサブスタンスPの受容体（ニューロキニンと呼ばれる物質の一つでもあり，その受容体はその頭文字をとってNK1受容体と呼ばれる）を阻害する薬は，不安やうつを抑える可能性もあり，多くのメーカーが次々と化合物をつくったが，うまく脳に入らなかったり，すぐに生体内で分解されてしまうものが多く，成功したものはなかった。

　今回メルク社が開発したMK-860と呼ばれる化合物は，動物実験でNK1受容体を阻害し，しかも不安やうつを抑える可能性が示されたばかりでなく，臨床的にも，汎用されているSSRIであるパロキセチンと同等の不安とうつの改善作用を有することが示され，『サイエンス』に発表された。

世界の注目を浴びた画期的な新薬のはずであったが，その後行われたプラセボとの比較試験で，このMK-860はプラセボにまさる効果を示すことができなかったのである。抗うつ薬としての開発断念の決定が伝えられると，上昇していたメルク社の株価は急落することとなった。この顛末は『サイエンス』1999年の4月のある号に伝えられているが，まさにプラセボ効果の呪いに負け（いろいろな要因が指摘されているが，あまりにプラセボで良くなった患者が多かったのが最大の原因である），大衆薬となったプロザックをこえることができなかったと締めくくられている。メルク社はさらに強力にNK1の受容体を阻害する化合物を有しており，起死回生をはかっているが，その成功が期待される。

今アメリカで話題の薬

ゾルピデム――わが国でも登場予定の睡眠薬

　寿命が延びたとはいえ，せわしなく生活する24時間社会の現代において，不眠は避けられない宿命となってきている。深夜というより早朝まで営業する安売り店には，多くの若者たちが車で押しかけ，不況の時代に驚異的な成長を遂げている。しかし，その一方で，騒音に安眠を妨害された近隣住民による深夜営業反対の運動も報道されている。薬に頼りたくないといっても，眠れずに，結局は睡眠導入剤を常用する中高年は多い。

　超短時間作用型の睡眠導入剤は翌朝の持ち越し効果が少なく，さわやかに目覚めることが強調され，次々と排泄の半減期

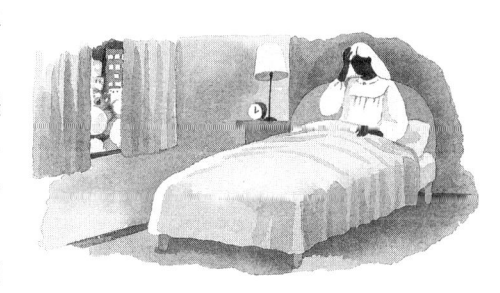

が短い睡眠導入剤が登場した。特にその代表として一世を風靡したトリアゾラムは、その切れ味の良さの故に乱用され、社会問題ともなり、ほかの短時間作用型の睡眠薬にシェアを奪われることとなった。

不安や不眠の治療薬のほとんどはベンゾジアゼピン系の化合物であるが、最近アメリカでよく用いられている非ベンゾジアゼピン系の睡眠薬が、ゾルピデムである。アンビエンの商品名で売り出されたゾルピデムはわが国でも登場する予定であるが、その宣伝には、星と三日月の輝く夜空の下で、朝日に向かってベッドに眠る人を運ぶ、汽車と線路が描かれている。セールスコピーは「終点。一晩中の睡眠、アンビエンは睡眠を線路に戻す」である。

排泄の半減期は2.5時間であるが、アンビエンはプラセボと比べて夜間の中途覚醒が少なく、全睡眠時間を増加させ、しかも正常な睡眠のパターンをくずさないことが示されている。

睡眠の深さの段階には、脳波がさざなみのようにみえる、うつらうつらとしたごく浅い睡眠のステージ1から、脳波にスピンドルと呼ばれる糸紡ぎのような形の波形が現れる、もう少し深い睡眠の段階であるステージ2、脳波に1秒間に3回以下の大きな遅いデルタ波と呼ばれる波が出現する深い睡眠の段階であるステージ3と4、脳波には起きているときのような速い波がみられ、眼球が素早く動いて、夢をみていることが多い急速眼球運動睡眠のステージ（英語の頭文字をとって「レム睡眠」という）が一定のパターンで出現する、5つのステージがある。

アンビエンは、こうした正常な睡眠のパターンに影響しないことが示されている（アルコールや昔ながらのバルビツール酸系の睡眠薬は作用も強く、深い睡眠を増やすが、馴れが生じ、しかもレム睡眠を抑えるので、急に減量したり中止すると反跳性の不眠やレムリバウンドなどと呼ばれる悪夢の異常な増加がみられることがある）。

アンビエンを服用する場合は，次のような注意がなされている。
1) 少なくとも7～8時間眠っても問題ないとき以外は服用しないこと。
2) その使用は原則として7～10日間に限り，2～3週間以上使用する場合は再評価を必要とする。
3) 処方は1か月分をこえないこと（わが国では，2週間分以上は処方できない）。

ゾルピデムの半減期は，翌朝の持ち越しがなく，さわやかな目覚めにちょうどよいことが強調されている。ゾルピデムは，世界各国ですでに11年以上も使用されており，アメリカでもすでに登場後6年経ち，40億錠以上も処方され，最もよく用いられる睡眠薬となっている。

プロザックの後を追うSSRI

わが国でもこの1999年5月末より，SSRIの一つであるフルボキサミンがすでにうつ病，うつ状態，強迫性障害の治療薬として登場しているが，欧米では相変わらずプロザック（一般名：フルオキセチン）の人気が高い。パテントが間もなく切れるプロザックはSSRIのスタンダードとして，その有用性が宣伝されている。プロザックは，科学的に証明された効果のプロフィールによって，患者が正常な生活機能をとり戻すのを助けることが強調されている。彼女は健康なときと同じように，子どもと遊べるようになった，という宣伝文句の下に，大きな木に引っかかる凧が描かれている。

サートラリン

プロザックのあとをパロキセチンとともに追うファイザー社のサートラリンは，巷でSSRI御三家などとも呼ばれるほど売上げを伸ばしている。御三家などという表現自体が命名者の年齢を感じさせるが，サートラリンはわが国でも臨床試験が行われ，登場が待たれ

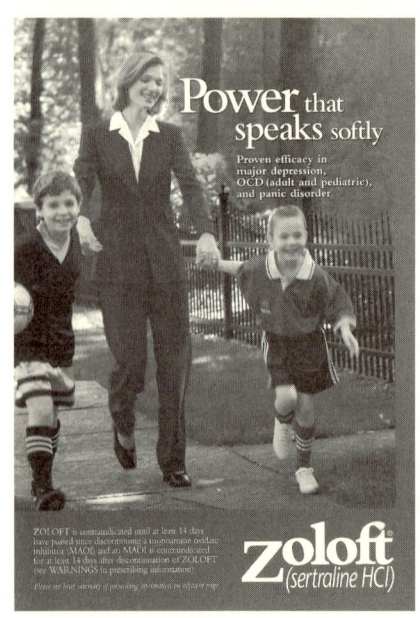

うつ病に対するゾロフトの広告

る薬剤の一つである。サートラリンは、ほかのSSRIに比べて若干下痢の副作用が多い以外は、使いやすいSSRIとして定評がある。アメリカでゾロフトの商品名で売られるサートラリンは、ファイザーお得意のスタイルの写真で宣伝されている。嬉々として走り出そうとする二人の子どもの手を引く笑顔の母親がそれである。その使いやすさから、セールスコピーは「優しく語りかけるパワー」である。アメリカでは、サートラリンはうつ病と、大人と子どもの強迫性障害、パニック障害が適応症になっている。

パロキセチン

一方、SSRIという言葉を登場させたスミスクラインビーチャム社のパロキセチンが、サートラリンのあとを追っている。最近の情報では、パロキセチンはSSRIのシェアのトップとなったようである。抗うつ薬としてよりもパニック障害の治療薬としてのマーケティングに力を入れてきたパロキセチンは、新たな市場を開拓している。社会恐怖症あるいは社会不安性障害と呼ばれる、内気な人々である。パキシルの商品名で売られるパロキセチンは、欧州に続いてアメリカでも社会不安性障害の治療薬として登場した。イギリスでは、すでに多くの内気な人たちがパロキセチンを服用している。パキシルは、FDA（アメリカ食品医薬品局）の認可を受けた最初でし

かも唯一の社会不安性障害治療薬である。FDAの認可は，その安全性と有効性について，世界で最も権威のあるお墨付きとなる。壁に向かって，深刻な表情で目を閉じる青年。もっとみんなの輪に加わらなければ，もっとプロモーションができたはずなのに，誰かと出会えたはずなのに，できない，僕にはできない，悲壮な表情の青年，それをできるようにするのがパキシルです，と宣伝され

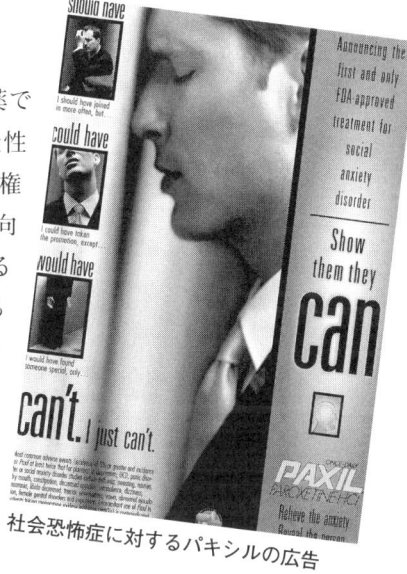

社会恐怖症に対するパキシルの広告

ている。社会不安性障害に伴う不安を解消し，その人を知らしめることができる薬剤として，パロキセチンは驚異的な売上げを示している。パロキセチンは現在わが国でも承認申請中で，そう遠くない将来に，うつ病やパニック障害の治療薬として登場する予定である。

シタロプラム

さらにアメリカでは最近，セロトニンの取り込み阻害の選択性の高いSSRIであるシタロプラムがFDAの認可を受け，急速に売上げを伸ばしている。シタロプラムはデンマークのルンドベックという会社が開発したSSRIで，主に北欧で用いられていたが，アメリカではセレクサの商品名で，副作用が少なく服用しやすいSSRIとして宣伝されている。倦怠感が出ず，嘔気を除けば，下痢や胃のもたれ，嘔吐，便秘などの副作用が少なく，肝臓の薬物の代謝酵素でチトクロームP450に対する作用もあまりなく，ほかのSSRIのようなのみ合わせの心配がない点がメリットとして強調されている。

ミルタザピン

その一方でSSRIは，重症のうつ病に対する効果が弱いという評

プラセボ効果の呪い

価があり、再び脳のセロトニンだけでなく、ノルアドレナリンの作用も強める薬が登場し、注目されている。その一つがオルガノン社が開発したミルタザピンという抗うつ薬で、レメロンという商品名で売られている。レメロンは脳のα2アドレナリンの受容体を阻害し、セロトニンとノルアドレナリンの遊離を促進し、しかもセロトニンの2と3の受容体を阻害する抗うつ薬である。こうした薬理作用を反映して、レメロンが十分な効果を発揮するには、ほかの抗うつ薬と同様に数週間かかるが、不安や不眠などには1週間以内に効果がみられることが強調されている。しかもSSRIで多い、嘔気や神経過敏、不眠、下痢、性機能の抑制などの副作用がほとんどないことが、利点としてあげられている。さらにSSRIと異なり、肝臓の薬の代謝酵素に影響せず、のみ合わせを心配しなくてよいことが指摘されている。セールスコピーは、「うつ病の突破口、効果的な解決への第一歩」で、手と足が壁を突き抜ける人が描かれている。

ベンラファキシン

ミルタザピンとともにSSRIを追う新しいうつと不安の治療薬がベンラファキシンである。ベンラファキシンは、脳のセロトニンとノルアドレナリンの両方の再取り込みを阻害して、その利用効率を高める抗うつ薬として開発され、頭文字をとってSNRIと呼ばれる薬の代表である。少量ではセロトニンの、服用量が多くなるとノルアドレナリン、さらにはドパミンと呼ばれる、気分や意欲に関連した神経伝達物質の再取り込みを阻害し、その利用効率を高める薬である。セロトニンとノルアドレナリンの両方の神経伝達を促進することから、SSRIよりも多少、効果の出方が速く、しかもSSRIの弱点とされた比較的重症のうつ病にも効く抗うつ薬として注目され、アメリカでは売上げを伸ばしている。イフェクサーの商品で、ワイス社から売られているが、激戦区であるうつ病の市場だけでなく、最も患者が多いと考えられている全般性不安性障害（頭文字をとっ

てGADと呼ばれる）にも有効と，はじめてFDAの認可を受け，大々的に宣伝されている。

　GADというのは，検査で異常の出ない心身の不調を訴える，いわゆる神経症のことで，うつ病やその他のこころの病気と合併することが多く，一つの病気としての診断に，専門家の間でも意見が分かれる病気である。

　これまでGADに対して，主にベンゾジアゼピンと呼ばれる抗不安薬や，セロトニンの1Aの受容体を部分的に刺激する薬が用いられてきた。しかし実際の臨床の場面では不安とうつの共存する患者が多く，特に非専門医は診断に迷う例が多いのも事実である。イフェクサーは，うつでも不安でも，迷うことなく，これ一つで改善し，患者が生活を楽しむことができるようにする薬と宣伝されている。ベンラファキシンはどちらかといえば，セロトニンの再取り込み阻害の強い薬であるため，そのままではSSRI同様，かなり嘔気が出るため，現在は服用後胃腸で徐々に溶けて吸収される徐放剤が開発され，売られている。笑顔の母親と男の前に，「また元気になってよかったね」というカードが置かれた写真が宣伝に使われている。日本でも現在，徐放剤の臨床試験が行われている。

　SNRIに属する抗うつ薬としては，フランスのピエール・ファーブル社の開発したミルナシプランという抗うつ薬が，比較的効果の出方が速く，副作用も少ない薬として，わが国でもすでに承認されている。そのほか，プロザックを世に出したアメリカのイーライリリー社が開発したデュロキセチンという抗うつ薬も，セロトニンとノルアドレナリンの取り込みを阻害して，両方の伝達を高め，重症のうつ病にも副作用が少なく，よく効く薬として期待され，わが国のメーカーにより臨床試験が現在行われている。

プラセボ効果の呪い　141

競争が激化する精神病の治療薬

　脳のドパミンの受容体とセロトニンの特に2の受容体を阻害する薬は，非定型抗精神病薬と呼ばれ，分裂病を代表とする精神病の治療薬として，従来の主にドパミンの受容体だけを阻害するハロペリドールなどの薬にとって代わりつつある。ドパミンの受容体の阻害作用により，精神病につきものの幻覚や妄想を抑えるばかりでなく，脳のセロトニン2の受容体を阻害することにより，パーキンソン症状などの副作用が少なくなり，しかも意欲や気分の改善作用も期待される薬である。

リスペリドンを追う非定型抗精神病薬

　その代表であるリスペリドンは，日本でも3年前より使用されているが，アメリカで最も多く処方されている抗精神病薬として，その地位の確保に力が入れられている。1日4〜6mgの範囲で用いると，陽性症状と呼ばれる幻覚や妄想，興奮から，引きこもりや自発性の低下，不安やうつなど分裂病のあらゆる症状に効果を発揮し，しかもこうした薬で問題となっている体重の増加もさほど多くないことが強調されている。商品名は世界統一でリスパダールであり，宣伝では，喜びの笑顔で抱き合う男女3人の上に，「リスパダールのおかげで

リスパダールの広告

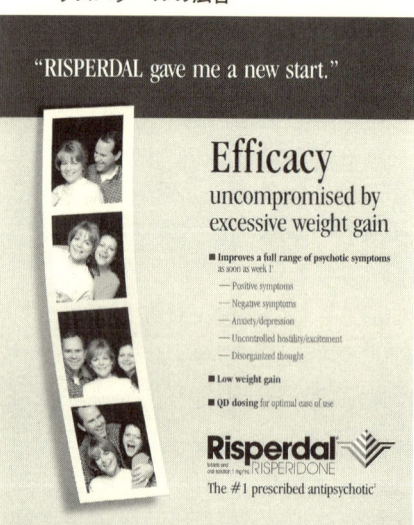

新たなスタートをすることができた」と書かれている。

オランザピン

リスペリドンを急追するのが、プロザックを開発したイーライリリー社の新しい非定型抗精神病薬であるオランザピンである。オランザピンは、難治性の分裂病に対する効果で定評のあるクロザピンにプロフィールのよく似た薬として、注目を浴びている。オランザピンはザイプレクサの商品名で（日本とは異なり、アメリカでは、zやxのつく商品名がインパクトがあって好まれている）、すでに欧米では非常な勢いで使用され、日本以外のアジア諸国でもすでに用いられるようになり、リスペリドンとしのぎを削っている。オランザピンは、日本でも臨床試験が終了しており、多くの家族がその登場を期待する薬の一つである。セールスコピーは「再統合」で、分裂病のとばりを突破し、その人の本来の姿を出すことのできる薬として宣伝されている。闇のなかにとばりに包まれた中から現れる男女の姿が描かれている。

クエチアピン

リスペリドンとオランザピンの戦いに加わるのが、ゼネカ社が開発した非定型抗精神病薬クエチアピン（商品名：セロケル）である。欧米に続いてわが国でも間もなく登場する予定である。クエチアピンは精神病の症状に幅広く効果があるばかりでなく、こうした薬剤につきもののパーキンソン症状などの副作用がほとんどなく、月経不順や乳汁の分泌、女性化乳房などと呼ばれる乳腺の肥大（男性にも生じる）などが生じないことが、メリットとして強調されている。クエチアピンの副作用としては頭痛や眠気、めまいがあるが、比較的副作用が少なく、患者さんのQOLを良くする薬で、カオスから脱出し、コントロールを取り戻し、普通の生活に戻す薬として宣伝されている。

このほか、わが国のメーカーが開発した非定型抗精神病薬である

ペロスピロンも間もなく登場する予定で期待される。なかなか症状の治まらない難治性の分裂病の治療薬として，世界の専門家から一致して評価されているクロザピンは，副作用の多い薬で，日本では臨床試験が困難なこともあり，現時点では登場の目途が立っていない。

　新しいミレニアム千年紀を迎え，脳とこころの関連を研究する脳科学が時代の寵児となっている。とはいえ，一人の精神科医としては，「人はなぜ，人を愛したり，憎んだりするのか知りたくて大学に入り心理学を学んだが，そこで語られるのは知覚や認知の問題だけで失望し中退した」という，ある詩人の言葉がいつも思い起こされる。

　さまざまなこころの治療薬について，単に薬効だけでなく登場の背景とそれにまつわる人間ドラマの一端でも伝えることができたとすれば，幸いである。

■著者略歴

田島　治（たじま　おさむ）

1950年群馬県生まれ

現　　在　杏林大学保健学部精神保健学講座教授，同大学医学部精神神経科
　　　　　兼担教授

専　　門　不安とうつの基礎と臨床，精神科薬物療法

主な著書　抗うつ薬の過去・現在・未来（星和書店）
　　　　　臨床精神医学講座　第14巻「精神科薬物療法」（中山書店）
　　　　　不安症の時代（日本評論社）
　　　　　うつ病 私が出会った患者さん（日本評論社）

（いずれも分担執筆）

こころのくすり　最新事情

2000年4月13日　初版第1刷発行

著　者　田　島　　治

発行者　石　澤　雄　司

発行所　株式会社　星　和　書　店

　　　　東京都杉並区上高井戸1－2－5　〒168－0074
　　　　電話　03（3329）0031（営業）／03（3329）0033（編集）
　　　　FAX　03（5374）7186

©2000　星和書店　　　　　Printed in Japan　　　　ISBN-4-7911-0414-5

書名	著訳者	判型・頁	価格
向精神薬の等価換算	稲垣、稲田、藤井、八木他著	四六判 164p	3,300円
薬原性錐体外路症状の評価と診断 DIEPSSの解説と利用の手引	八木剛平監修 稲田俊也著	B5判 72p	4,252円
陽性・陰性症状評価尺度マニュアル	S.R.ケイ他著 山田寛他訳	B5判 78p	5,000円
CASH 精神病性・感情病性精神疾患の現在症と病歴の包括的面接と評価基準	アンドレアセン著 岡崎祐士他訳	B5判 304p	7,000円
クオリティ・オブ・ライフ評価尺度 解説と利用の手引	宮田量治 藤井康男訳・解説	B5判 88p	5,340円
抗うつ薬の過去・現在・未来	上島国利編	A5判 120p	2,330円
抗うつ薬の科学 基礎と臨床的検証	中山和彦編	A5判 352p	4,660円
ニコチン・たばこの神経精神薬理 脳画像イメージングによる新しい展開	E.F.ドミノ編 松岡、片山監訳	A5判 434p	19,000円
ドニケル臨床精神薬理学	P.ドニケル他著 松石竹志他訳	A5判 192p	3,340円

発行：星和書店　　　価格は本体(税別)です

薬物依存研究の最前線	加藤信、鈴木勉、高田孝二編著	A5判 212p	3,700円
ハートをむしばむ性格と行動 タイプAから見た健康へのデザイン	福西勇夫 山崎勝之編	四六判 292p	2,330円
ストレスと心臓 怒りと敵意の科学	シーグマン他編 福西、保坂他訳	A5判 384p	4,340円
タイプA行動パターン	桃生、早野、保坂、木村編	B5判 355p	18,000円
たばこ・ストレス・性格のどれが健康を害するか	アイゼンク著 清水義治他訳	四六判 232p	2,330円
ストレスとコーピング ラザルス理論への招待	R.ラザルス 林峻一郎編訳	B6判 120p	1,650円
コカイン	R.D.ワイス他著 和田清他訳	四六判 320p	1,942円
麻薬と覚せい剤 薬物乱用のいろいろ	田所作太郎著	A5判 232p	2,400円
こころとくすり	田所作太郎編	四六判 224p	1,600円

発行：星和書店　　　価格は本体（税別）です

書名	著者	判型・頁	価格
痴呆の基礎知識	宮里好一著	四六判 264p	2,200円
精神科・治療と看護のエッセンス	市橋秀夫著	A5判 160p	1,900円
聖ヨハネホスピスのめざすもの 安らぎの中で生きるために	戸塚元吉 山崎章郎編	四六判 344p	1,650円
ターミナルケアにおけるコミュニケーション 死にゆく人々・その家族とのかかわり	J.ルートン著 浅賀、柿川、宮本訳	四六判 224p	1,990円
これからの精神医療と福祉	西山詮編著	A5判 216p	2,600円
痴呆のケアと在宅支援	露木敏子著	四六判 168p	1,650円
こころを看る看護 精神科看護マニュアル	中川賢幸著	四六判 280p	2,330円
こころの看護学 精神看護の理論と展開	L.A.ジョエル他編 岡堂哲雄監訳	A5判 496p	3,600円

発行：星和書店　　　　価格は本体(税別)です

書名	著者	判型・頁	価格
お前はうちの子ではない 橋の下から拾って来た子だ	武内徹著	四六判 292p	2,000円
すばらしい更年期 性とテストステロンの事実	スーザン・ラコー著、 日本性科学会監修	四六判 208p	1,900円
「永遠の少年」の娘たち	菅佐和子著	四六判 320p	2,200円
往診はサファリの風にのって 若い女医の診たアフリカ	L.J.アール著 野田文隆訳	四六判 384p	2,600円
ドン・キホーテの夢 精神科医の笑いと怒りのスペイン体験	阿部裕著	四六判 272p	2,300円
汗をかきかきレジデント 精神科医の診たカナダ	野田文隆著	四六判 272p	2,330円
誰が風を見たか ある精神科医の生涯	辜弘著	四六判 352p	3,680円
気功の科学	王極盛、梁蔭全著	四六判 210p	1,650円
新しい性の知識 すばらしい愛を築くために	H.S.カプラン著 石川弘義著	四六判 280p	2,300円

発行：星和書店　　　価格は本体(税別)です

書名	著者	判型・頁	価格
うつを体験した仲間たち うつ病のセルフヘルプグループ実践記	近藤喬一編著	四六判 144p	1,600円
もう「うつ」にはなりたくない うつ病のファイルを開く	野村総一郎著	四六判 160p	1,800円
いやな気分よ、さようなら 自分で学ぶ「抑うつ」克服法	D.D.バーンズ著 野村総一郎他訳	B6判 500p	3,680円
「うつ」を生かす うつ病の認知療法	大野裕著	B6判 280p	2,330円
心のつぶやきがあなたを変える 認知療法自習マニュアル	井上和臣著	四六判 248p	1,900円
不安、ときどき認知療法…のち心は晴れ 不安や対人恐怖を克服するための練習帳	J.バター著 勝田吉彰訳	四六判 154p	1,650円
闇から光へ ある心理学者の「うつ」からの回復記	N.S.エンドラー著 巽、小泉訳	四六判 160p	2,000円
パニック・ディスオーダー入門 不安を克服するために	B.フォクス著 上島国利 樋口輝彦 訳	四六判 208p	1,800円

発行：星和書店　　　　価格は本体（税別）です

書名	著者	判型・頁	価格
アルコール依存症 その心の癒しと回復	米田栄之著	四六判 248p	2,300円
リカバリー アダルトチルドレン・ガイド	グラヴィッツ、ボーデン著	四六判 280p	1,845円
ACの臨床 トラウマと嗜癖	中山道規、佐野信也編著	A5判 192p	2,900円
アダルトチャイルド物語	大越崇著	四六判 320p	2,000円
アルコール性臓器障害と依存症の治療マニュアル	猪野亜朗著	四六判 344p	3,000円
誌上アル中教室	森岡洋著	B6判 352p	2,330円
酒をやめたい人のために〈改訂版〉	児玉正孝 米田栄之著	四六判 256p	1,922円
酒害についての手紙	米田栄之著	四六判 288p	2,000円
断酒学	村田忠良著	四六判 176p	1,200円

発行：星和書店　　価格は本体（税別）です

書名	著者	判型・頁	価格
アリエティ分裂病入門	S.アリエティ著 近藤喬一訳	四六判 320p	1,845円
精神分裂病はどんな病気ですか？	D.ショア編 森、丹羽訳	四六判 120p	1,340円
みんなで学ぶ精神分裂病 正しい理解とオリエンテーション	D.ヘル他著 植木、曽根監訳	四六判 256p	2,330円
心の病気〈増補改訂版〉 やさしく理解しよう	竹内知夫著	四六判 320p	1,845円
心の地図 上・下 こころの障害を理解する	市橋秀夫著	四六判 296p 256p	各1,900円
家族の聞きたいこと 精神障害者をもつ家族のさまざまな質問に答える	GAP編 仙波恒雄監修	四六判 196p	1,650円
セルフヘルプグループ わかちあい・ひとりだち・ときはなち	岡知史著	B6判 168p	1,800円
心病む人への理解 家族のための分裂病講座	遠藤雅之 田辺等著	A5判 148p	1,845円

発行：星和書店　　価格は本体（税別）です